4周
修炼瑜伽美人

SIZHOU XIULIAN YUJIA MEIREN

张斌 主编

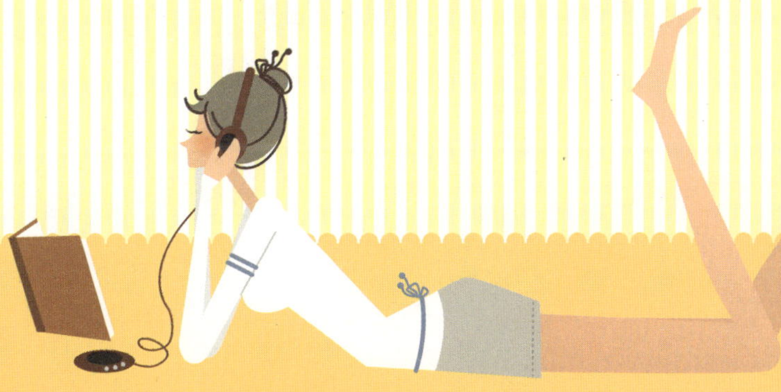

重庆出版集团 重庆出版社

图书在版编目（CIP）数据

4 周修炼瑜伽美人 / 张斌主编 .— 重庆 ：重庆出版社，2009.12
（瑜伽生活馆）

ISBN 978-7-229-01408-7

Ⅰ. ① 4… Ⅱ. ①张… Ⅲ. ①女性－瑜伽术－基本知识 Ⅳ. ① R214

中国版本图书馆 CIP 数据核字（2009）第 208897 号

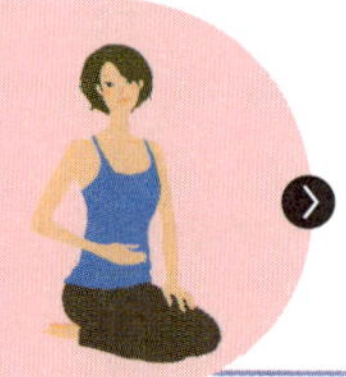

• 瑜伽生活馆 •

4周修炼瑜伽美人

SIZHOU XIULIAN YUJIA MEIREN

出 版 人：罗小卫　　**特约编辑：**冷寒风　李吉喆
策　　划：华章同人　　**封面设计：**鲍丽丽
责任编辑：陈建军　　**制　　作：**（www.rzbook.com）

重庆出版集团
重庆出版社 出版
（重庆长江二路205号）
北京瑞禾彩色印刷有限公司　印刷
重庆出版集团图书发行公司　发行
邮购电话：010-85869375/76/77转810
E-MAIL：sales@alphabooks.com
全国新华书店经销

开本：889mm×1194mm　1/12　印张：12　字数：150千字
版印次：2010年1月第1版　2010年1月第1次印刷
定价：24.80元

如有印装质量问题，请致电023-68706683

Foreword 自序

冥冥之中，命运一定会给你一些赠礼。而我收到的赠礼，就是成为一个东方养生智慧的传播者。

二十年前，我就对《道德经》和《黄帝内经》等国学宝典产生了兴趣，开始仔细研读，儒、释、中医、武学都有涉猎，我希望从中获得掌控生命、自主健康的法宝。

大约在1999年，我第一次参加了一位美籍老师的瑜伽课程，课堂结束，周身通畅，无比轻松，这种喜悦的感觉在心头久久停留。于是冒出个念头：何不将中国养生与印度瑜伽结合起来呢？瑜伽起源古印度，是人们观察自然界万事万物总结出的生命智慧，的确与中国古代养生精髓有许多相通之处，都是在真正造福生命。基于这个念头，我悉心研习瑜伽，并总结出了一套适合中国人的生命科学全方位修炼方法，希望通过这种方式，去帮助更多人重获健康、纯净心灵。

我自己受益于瑜伽后，许多朋友受我影响也投入瑜伽修习，于是很多人的身体也更健康，变得更年轻和容光焕发。而且，他们更体会到瑜伽带来的心灵的平静和安宁、人际关系的改善以及认知世界的角度的转变，真正到达了瑜伽一词的本意——联结。道家所说的“一人一宇宙”，其实在瑜伽中就是将每个个体与世界联结。还记得有位印度瑜伽大师说过：“如果用一句话概括瑜伽的益处，那就是瑜伽带来的幸福感。”

瑜伽于我的一生，不仅仅是一份美好的体验，更多的应该是一种爱的延续。既然双手接受了瑜伽这份赠礼，更应该将手心朝下，懂得给予和传递。给予是生命的真谛，希望这份爱的传递能够帮助你，帮助他，帮助我们身边的每一个人！

张斌

世界瑜伽协会中国总部教学总监

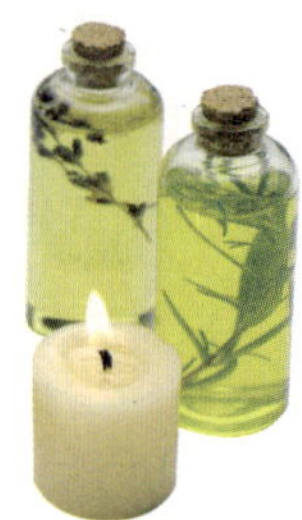

Contents

YOGA 4周修炼瑜伽美人

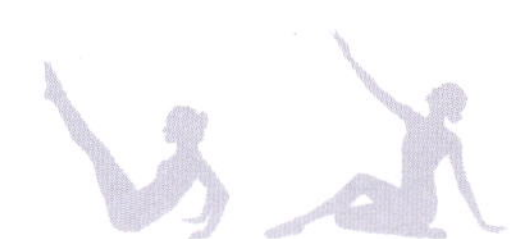

Part 01 爱上瑜伽，享受美丽

Part 02 强效纤体瑜伽，打造“S”形曲线

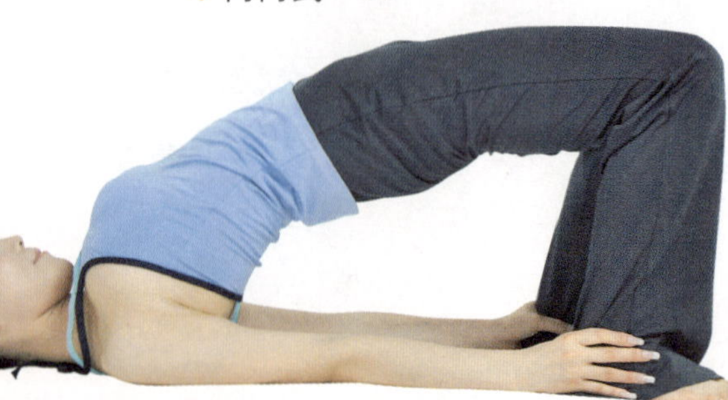

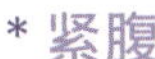

嫩肤美容瑜伽，打造最美的自己

防病养颜瑜伽，做个健康的阳光美人

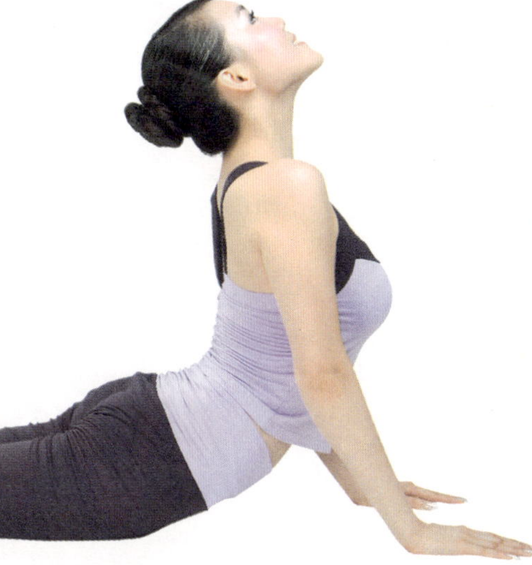

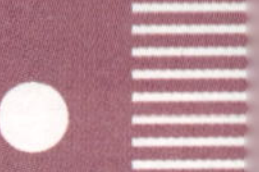
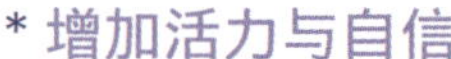

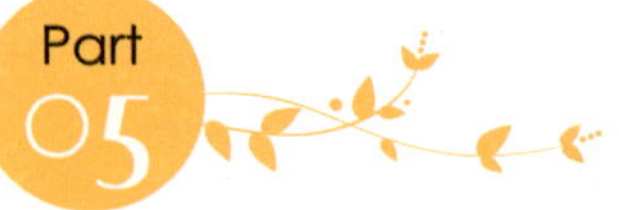

Part 05 调理身心，修炼优雅女人味

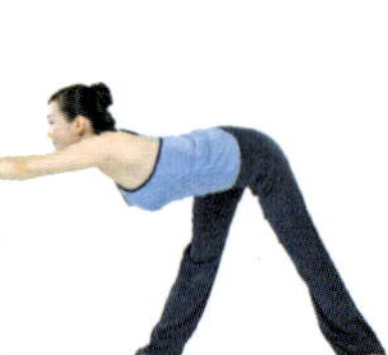
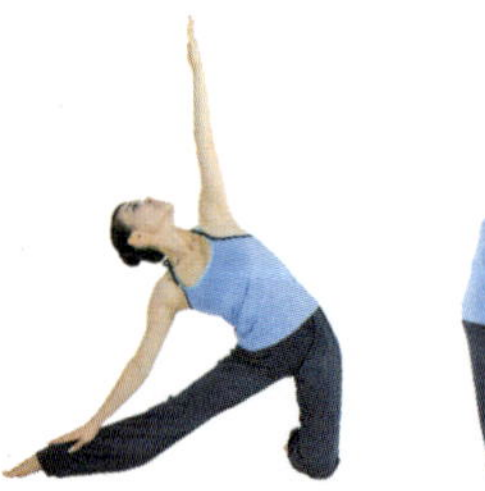
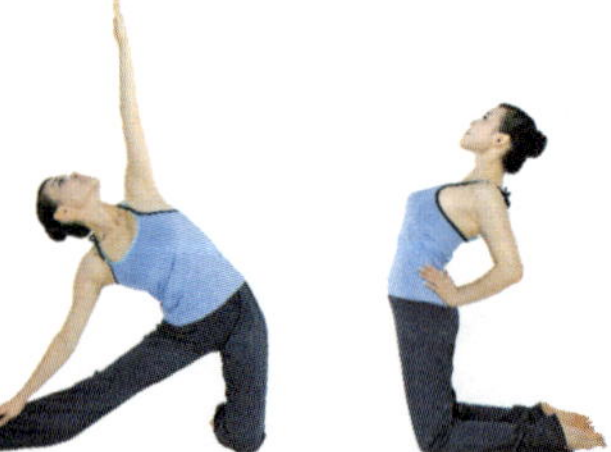

附录 精选美人瑜伽食谱

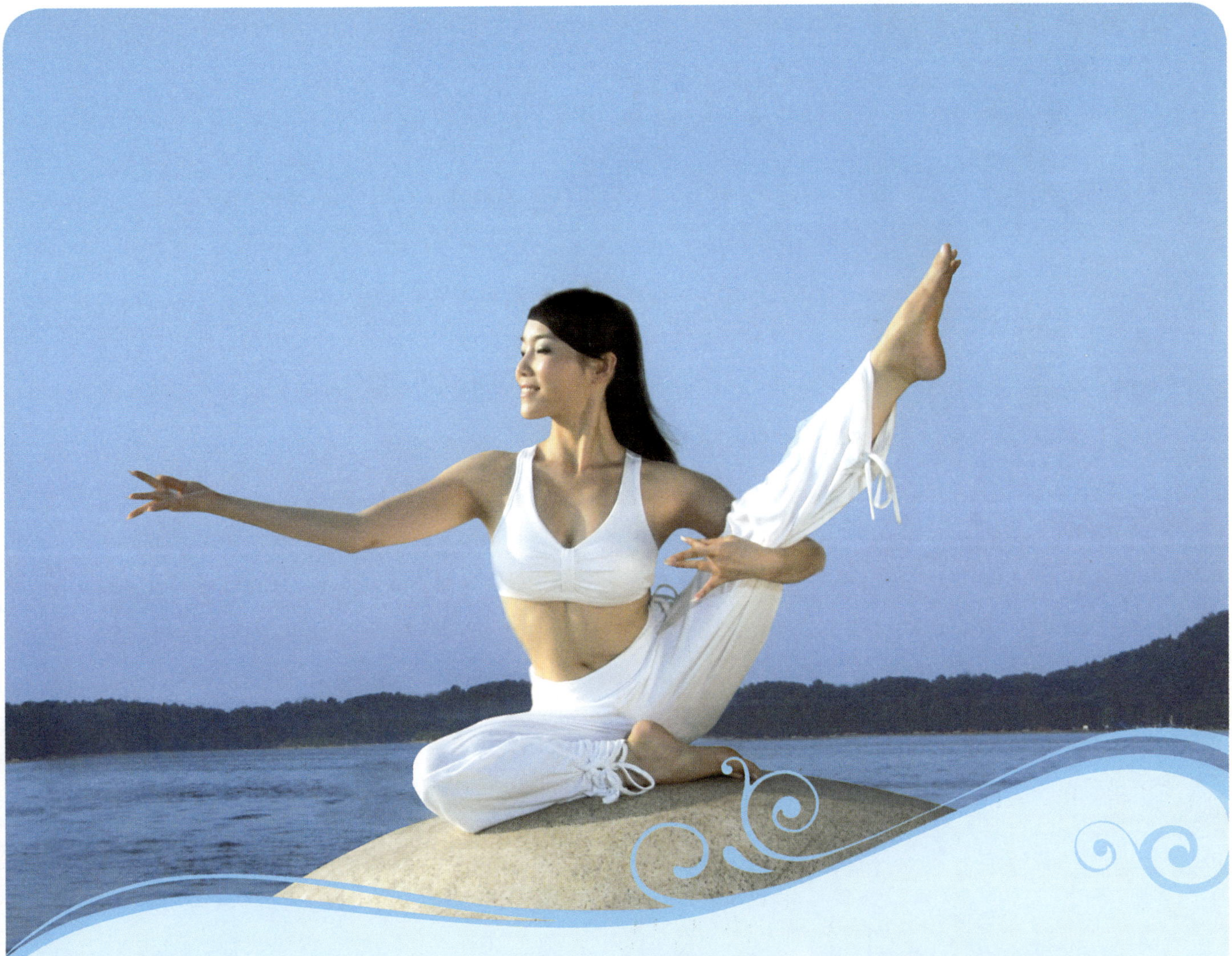

*Part 01

爱上瑜伽，

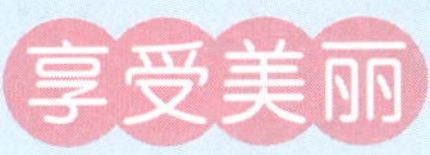

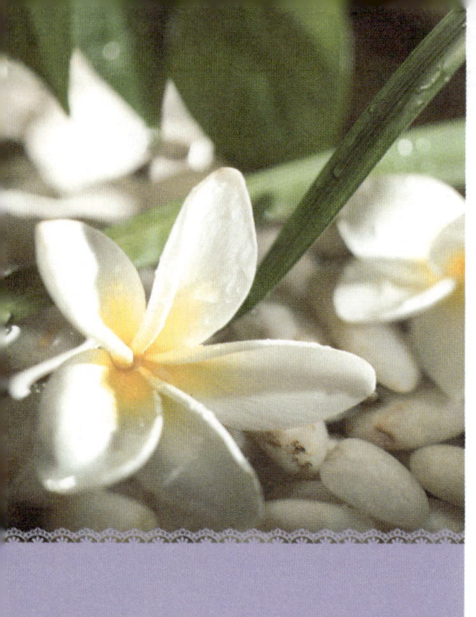

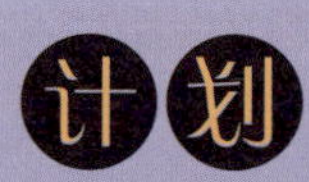

28天
瑜伽美人
计划

- 瑜伽，健康身心的古老运动
- 瑜伽装备“采购单”
- 瑜伽美人的生活秀
- 瑜伽大课堂：不可不知的练习宜忌

YOGA…
瑜伽，健康身心的古老运动

瑜伽，是一种起源于印度的古老运动。古印度人通过瑜伽修行，很好地调节了生理、心理和精神，使身心达到高度和谐的状态。作为现代女性，我们同样可以通过瑜伽来调理自己。

调理养生，防慢性病养容颜

人的身体是一个大系统，系统中的各个部分时刻保持良好状态，身体才能健康。练习瑜伽能够帮助我们拉伸僵硬的肌肉，灵活关节，按摩内脏器官，促进血液循环，平衡腺体分泌，使身体各部分保持平衡，远离各种慢性病。远离了慢性病，女人也就亲近了美丽。

调节情绪，让女人更优雅平和

现代女性面临各种压力，常常有许多烦恼。要想生活得快乐，就要学会减压，学会调节情绪。瑜伽就有这样的作用，比如瑜伽呼吸法、打坐和各种体位法，有助于调节人体神经系统，净化心灵，消除紧张、焦虑、不安等坏情绪，让我们的内心恢复平和安宁，使我们保持健康良好的心态。

修心养性，自信的女人才美丽

经常练习瑜伽的女性，内心世界会变得格外丰富。因为瑜伽具有修心养性的作用，它让女人的精神世界变得丰富多彩，更能感受生活的美好。另外，瑜伽可以使人增强自信，让人变得更加乐观开朗。

瑜伽装备“采购单”

练习瑜伽，需要准备一些必备的道具，比如服装、垫子、毛巾等，才能保证我们在练习过程中感到舒适。此外，还可以准备一些辅助用具，能够使你的动作更到位。

A 瑜伽服

瑜伽练习时一定要穿宽松的服装，否则会影响动作的伸展性。另外，练习瑜伽很容易出汗，所以还要选择吸湿排汗性好的布料。

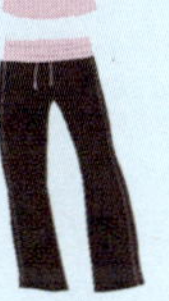

B 瑜伽垫

瑜伽垫可以防滑，还能保护膝盖、手和脚，防止我们在练习时受伤。初练瑜伽的人最好选择6毫米厚的垫子。

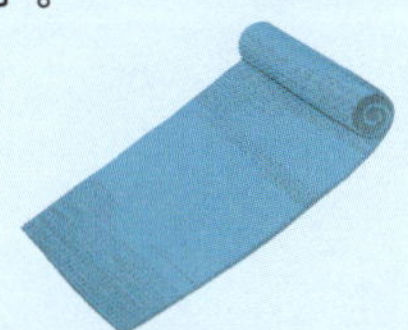

C 瑜伽伸展带

瑜伽伸展带，又称为瑜伽绳。它可以帮助初学者将动作做到位，还能紧实地扣住身体，让双手空出来做延伸动作。

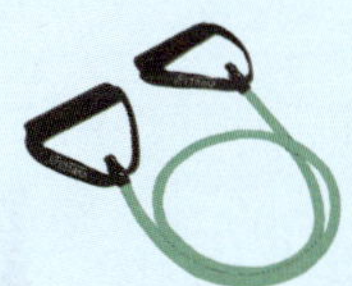

D 干净毛巾

毛巾不但可以用于擦汗以保持身体清洁，还可以在工具不全的情况下，辅助我们练习一些瑜伽动作。

E 运动水壶

练瑜伽时最好用运动水壶装满满一壶水放在身边，渴的时候就喝一点水，但注意不要喝太多，这样既能防止口干舌燥，也能避免运动过程中猛灌水对身体造成伤害。

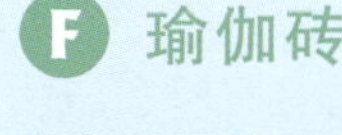

F 瑜伽砖

瑜伽砖是练习瑜伽的辅助用具，可以帮助初学者将动作做到位。比如，当你做站立前屈式时，如果双手够不到地面，就可以在地上放一块瑜伽砖，先用双手去碰触瑜伽砖，再慢慢去碰触地面。

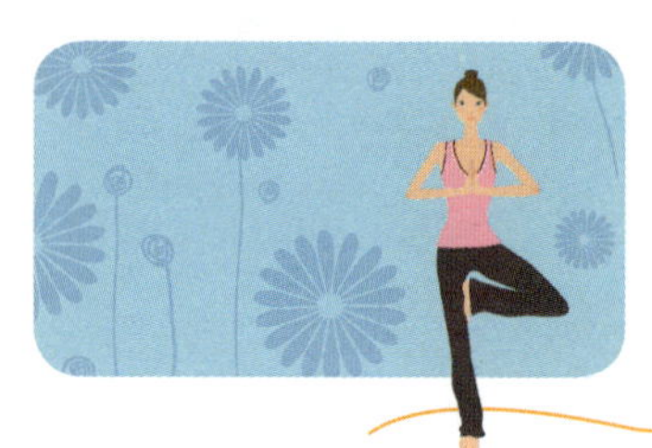

YOGA…

瑜伽美人的生活秀

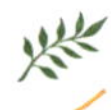

瑜伽不仅是一项运动，更是一种健康的生活方式。因此，瑜伽美人的生活应该是健康的、积极的、清新的、自然的。

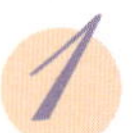

瑜伽美人的饮食

瑜伽非常讲究饮食配合，它认为食物可分为三类：悦性食物、变性食物和惰性食物。瑜伽美人应根据此原理来决定自己饮食的取舍。

悦性食物易于消化，不会在体内产生太多毒素，能够使人心情愉悦，精力充沛，如大部分蔬菜、所有新鲜水果、坚果、一切豆类及豆制品、牛奶和乳制品、绿茶及谷类制品等；变性食物指过酸、过咸、过苦、过辣等带有刺激性的食物，如咖啡、浓茶、巧克力、可可、汽水及味道强烈的调味品等；惰性食物指容易使人变得懒惰、迟钝的食物，包括一切肉类、麻醉性饮料(酒类)、油炸烧烤食物等。

瑜伽美人应多吃悦性食物，少吃变性食物，完全不吃惰性食物，这样体内毒素才不会增多，才能保持纤瘦身材、姣好美容颜和健康的体质。

瑜伽美人的起居

瑜伽美人应该养成早睡早起的好习惯，尽量拒绝夜生活。因为熬夜会让体内失去平衡，不但损害容颜和身材，更危及身体健康。因此，晚上最好在10点左右睡觉，睡前可以练一些有放松作用的瑜伽体位，有助于提高睡眠质量。早上最好在7点左右起床，起床后可练一些有提神醒脑作用的瑜伽体位，使你一整天充满活力。

瑜伽美人的生活态度

瑜伽美人总是以积极乐观的心态面对生活，当遇到困难时不会选择逃避，而是寻求办法解决。因为练瑜伽的过程就是不断克服困难、不断攀升新高度的过程，需要超于常人的恒心与毅力，这样不但能提高忍耐力，还能增强自信心，改善不良情绪。瑜伽美人总是以饱满的热情迎接崭新的每一天。

瑜伽大课堂

不可不知的练习宜忌

Classroom

A. 练习瑜伽必须安排热身运动

瑜伽运动看起来柔和而缓慢，但身体耗能却非常大，所以在练习之前一定要进行热身运动，让身体慢慢过渡到运动状态。这样可以缓解身体的僵硬感，避免运动受伤，还能加快全身血液循环，提高练习效果。

B. 根据身体状况选择相应的瑜伽体位

人人都可以练习瑜伽，但也要根据自己的身体状况选择相应的瑜伽体位。比如，处于生理期的女性就不适合做上伸腿和倒立等体位，颈椎病患者不适合做对颈椎有压迫作用的瑜伽体位，高血压患者不适合做头朝下的体位，患有肠胃病的人不适合做幅度过大的后弯体位等。此外，如果感到身体疲倦或不舒服，最好不要练习瑜伽。

C. 练习瑜伽体位的到位情况把握

练习瑜伽，能够将动作做标准当然最好。不过也要量力而行，尤其是刚刚练习瑜伽的人，身体的柔韧性不是很好，练习时不要过于勉强自己，只要做到自己能达到的最大限度就可以了。只要坚持练习，你的动作就会越来越到位。

D. 练习瑜伽的时间长度

练习瑜伽的时间长度要根据自身情况来定。初期练习者每次可以练习20分钟左右，有一定基础的练习者每次可以练习40～50分钟。练习瑜伽并非时间越长越好，一定要考虑自身感受，当感到很疲惫时最好停止练习。

E. 练习瑜伽一定要注重呼吸

呼吸是瑜伽的重要组成部分，如果只重招式不重呼吸，不但会降低瑜伽功效，还可能伤及五脏六腑。因此，练习瑜伽时刻都要关注呼吸。动作开始时吸气，结束时呼气。保持某个姿势不动时也要自然呼吸，千万不要憋气。

瑜伽呼吸法分3种，即腹式呼吸、胸式呼吸与完全式呼吸。腹式呼吸是以肺的底部进行呼吸，腹部鼓动，胸部相对不动。胸式呼吸是胸部在鼓动，腹部相对不动。完全式呼吸则是两者的结合。

F. 瑜伽结束后的放松练习

瑜伽结束后进行适当的放松练习，有助于放松全身的肌肉和关节，使身体充满能量，意识变得清醒，让整个人变得神采奕奕。最好的瑜伽放松练习是完全放松式，它有助于放松身体的各个部位。做法就是首先仰卧在垫子上，双脚自然分开，与肩同宽，脚尖朝外，双臂放在体侧，手心朝上。然后闭上眼睛，均匀地呼吸，完全感受身体各个部位依次放松。

G. 瑜伽结束后不要马上洗澡，洗澡后不能马上练习瑜伽

刚刚结束瑜伽练习，我们的身体还处于极度兴奋的状态，如果马上洗热水澡，可能会使血管急速扩张，给心脏造成负担。所以练完瑜伽后，最好休息30分钟再洗澡。另外需要注意的是，洗完热水澡后也不能马上练习瑜伽。因为这时身体的血液循环会加快，血压过高，肌肉松软，练习瑜伽很容易受伤。

H. 选择合适的瑜伽练习场地

瑜伽练习者一般选择室内练习，选择空间宽敞、干净舒适的房间，便于全身伸展。同时应保证房间内空气清新、流通，呼吸顺畅，还可播放一些轻柔的音乐来帮助松弛神经（如班得瑞的钢琴曲、轻音乐等）。此外，也可以选择在露天练习，如花园、草坪等。不过一定不要在大风、寒冷或有污染的空气中练习，也不要在太阳直射下练习。

要注意的是空调房内不适合练习，因为练习过程中，练习者全身的毛孔处于张开状态，如果吸入空调的冷风，很容易造成寒气入侵，引起感冒。同时，皮肤在空调房内会呈现缺水状态，时间长了会减弱其排汗功能，不能达到排毒的功效。

I. 练习瑜伽前后的饮食安排

练瑜伽时最好保持空腹，因为瑜伽中很多动作会挤压腹部，如果胃里有食物，练习时会感觉很难受，所以练习瑜伽之前的3小时内都不要进食。

练完瑜伽后常常会感觉很饿，但这个时候机体的吸收力会加强，如果立即进食，很容易导致肥胖。所以最好在练完瑜伽1小时后进食，并且注意不要吃脂肪含量高的食物。水果、青菜或粥等是非常不错的选择。

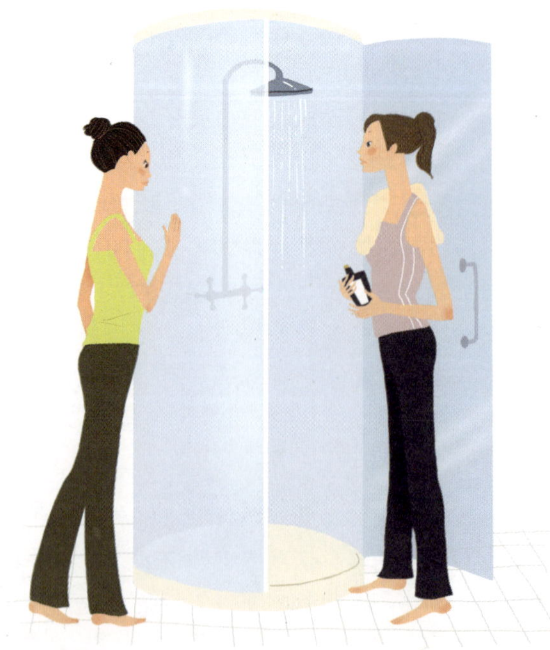

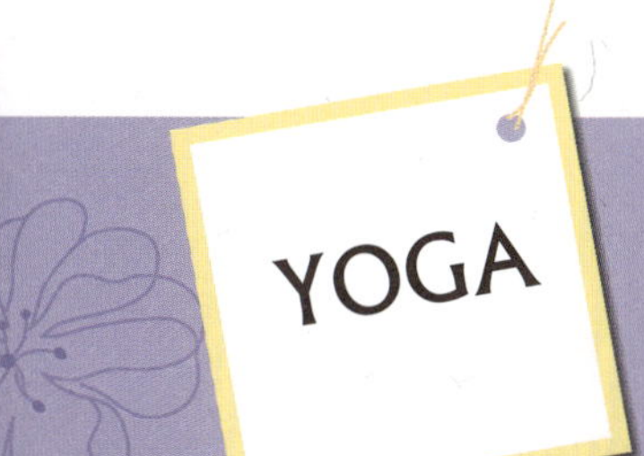

与瑜伽零距离的美丽约会

——基础热身至关重要

1 半月式

美丽功效

* 滋养和拉伸侧腰部，减少侧腰的赘肉，美化腰部线条。
* 温和地按摩腹部，紧实腹部肌肉，让腹部更加平坦。

练习步骤

1. 双脚并拢站立在垫子上，双手在体前合十，举过头顶。
2. 放松右腰，上半身水平向右倒下，双肩尽量向外打开，用心感受左侧腰部的拉伸感。然后开始另一侧的练习。
3. 再次深呼吸，呼气时上身慢慢向后仰，带动双臂向后伸展，保持15秒。
4. 让身体慢慢回到正中，再向前俯身，手臂伸直，手指指向地面。尽量让腹部去靠近大腿处。

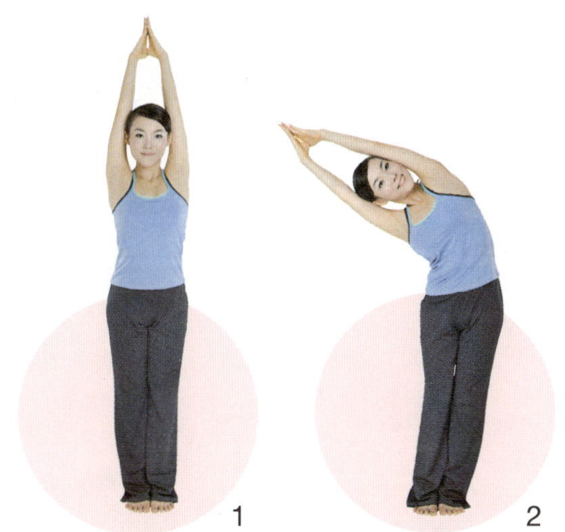

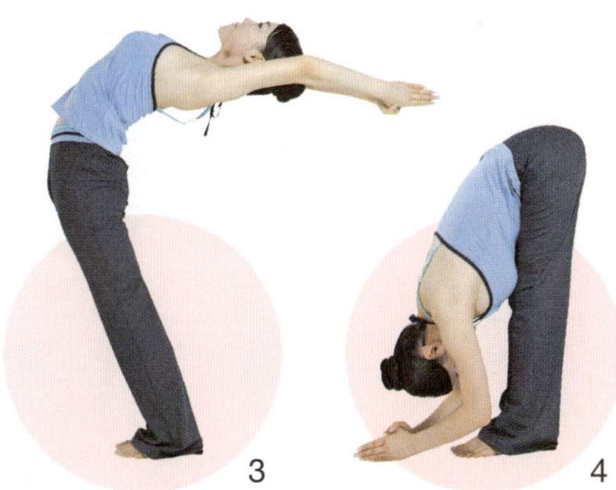

温馨小TIPS

当上半身向左右两侧倒下时，身体不能前倾，也不要弓背，感觉身体像紧贴在一面墙壁上一样。

2 站立前屈式

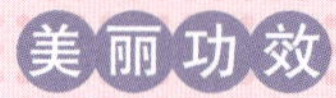

* 拉伸腿部肌肉，塑造修长的双腿。
* 血液倒流，滋养面部，使人保持健康红润的肤色。

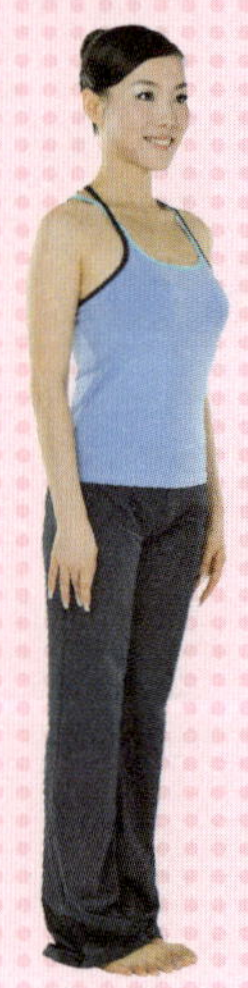

←站立在垫子上，双腿并拢，双手贴在身体两侧，均匀地呼吸。

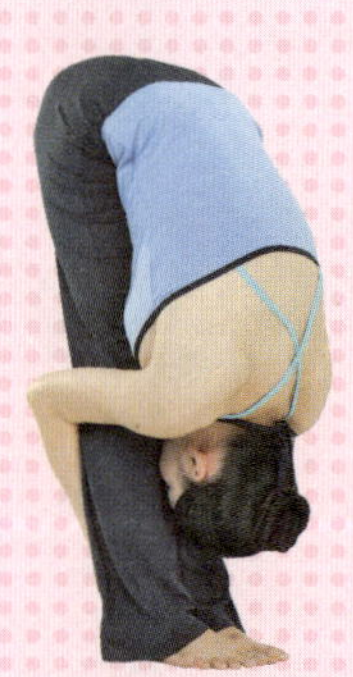

←深吸气，呼气时，从髋关节处开始向前弯曲身体，让胸部和腹部贴在双腿上，头部放在双膝之间。双手抱住双脚脚踝。

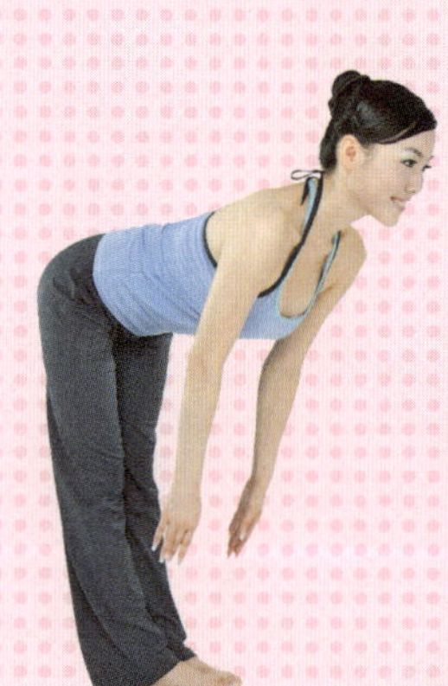

←保持以上姿势，调整呼吸。每次吸气时，脊柱向上伸展；每次呼气时，再次向前屈身。收紧腹部，感觉到腹部肌肉在发抖。

3 站立山式

美丽功效

* 纠正不良体态，保持脊柱的弹性，使人身体轻盈，精神活跃。
* 收紧腹部和臀部肌肉，消除多余的脂肪。

→挺直腰背站立在垫子上，双腿并拢绷直，将身体的重心放在双脚上。收紧腹部和臀部，抬头挺胸，下颌微微向内收，眼睛平视前方。

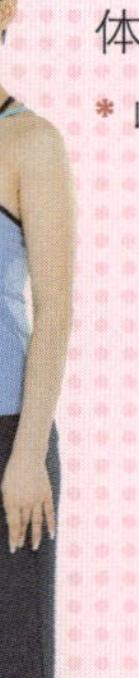

→双臂贴近双耳向上伸直，脊柱向上伸展。

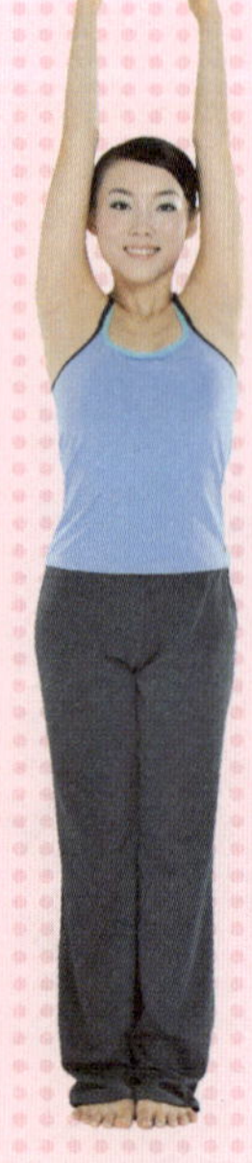

4 三角伸展式

美丽功效

* 促进血液循环，使肌肤充满光泽，减少面部皱纹。
* 纤腰收腹，增强身体的柔韧性和灵活性。

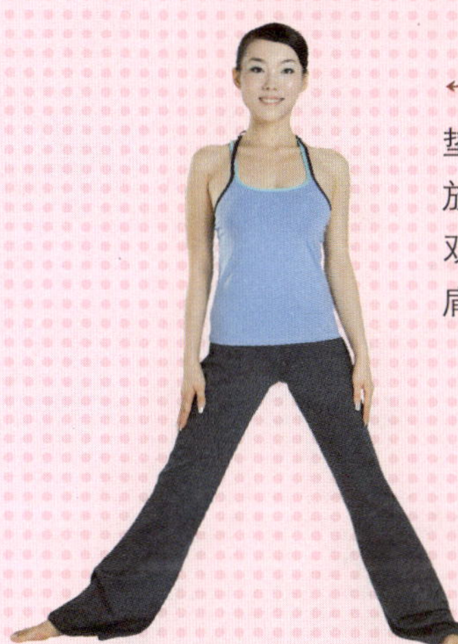

←自然站立在垫子上，双臂垂放于身体两侧，双脚打开，约两肩宽。

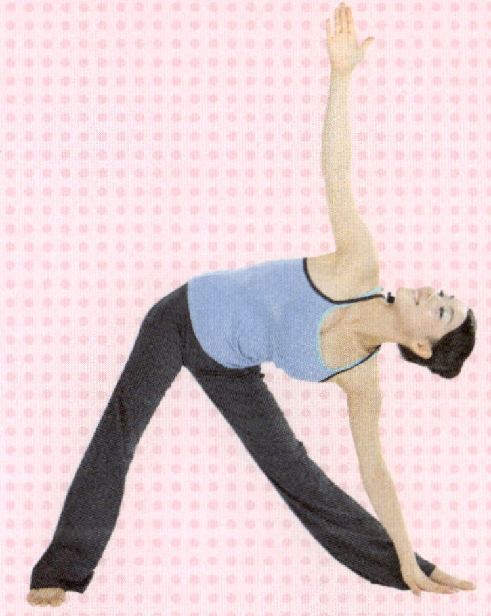

←两臂侧平举，上半身向左侧慢慢倒下，左手手掌触地。右臂伸直，指向天空，扭转头部，眼睛看向右手指尖的方向。上半身慢慢回到正中，开始另一侧的练习。

5 瑜伽简易坐

美丽功效

* 能加强髋关节、膝关节和踝关节的强度和韧性。
* 能滋养神经系统，使心灵安定，内心平和。

→坐在垫子上，挺直腰背部，两腿向前伸直，头部放正，双手分放在两腿上。

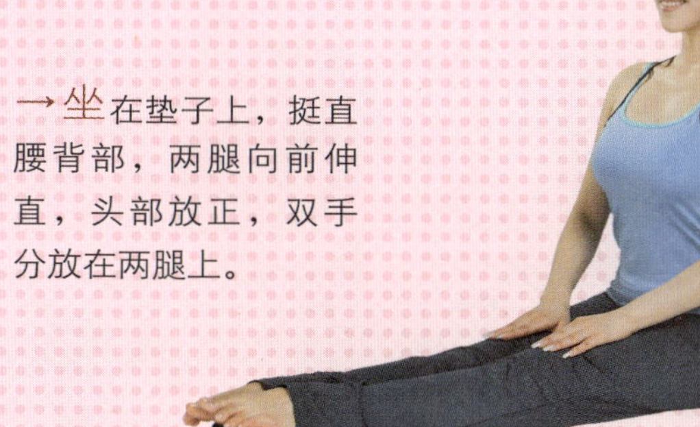

→弯曲双腿，将左脚压在右大腿下，右脚压在左大腿下，双手呈莲花指。

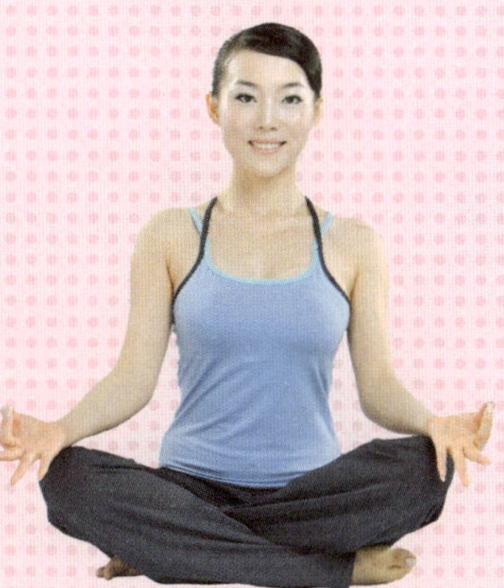

双腿背部伸展式

美丽功效

* 伸展背部，挤压腹部，拉伸腿部，消除全身赘肉，塑造优美的身体曲线。
* 有安心定神的作用，能够缓解压力，舒缓紧张情绪，使人快速恢复精力，充满朝气。

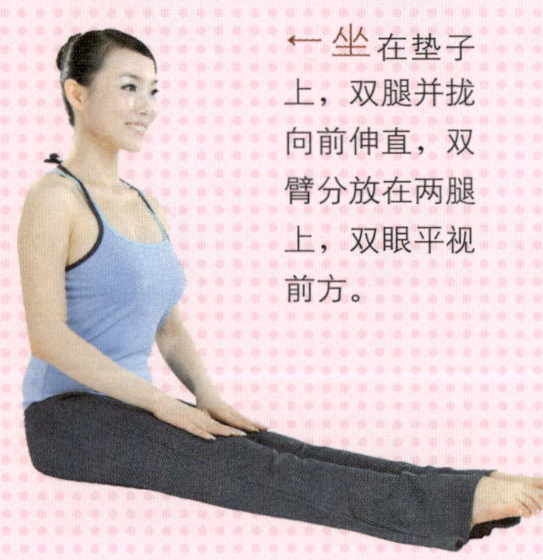

←坐在垫子上，双腿并拢向前伸直，双臂分放在两腿上，双眼平视前方。

←调整呼吸，吸气时，挺直腰背部，双臂向上伸展，双手于头顶上方合十，双臂带动脊柱向上伸展。

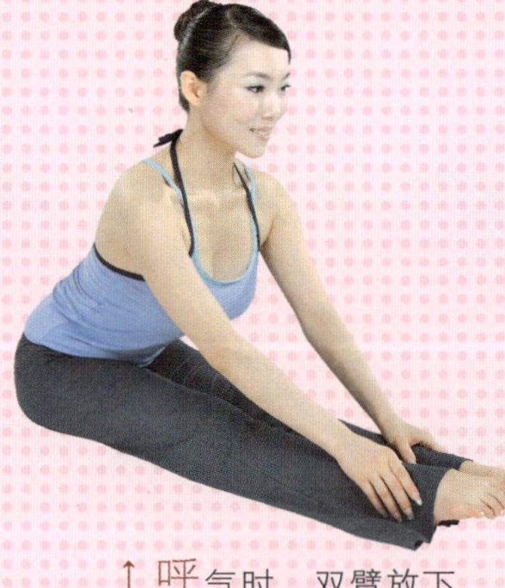

↑呼气时，双臂放下，双手分别抓住双脚脚踝。注意脊柱要保持挺直。

↓吸气，弯曲双手手肘，双肘向外扩张。呼气，上身向腿部靠拢，伸直颈部，向下低头。

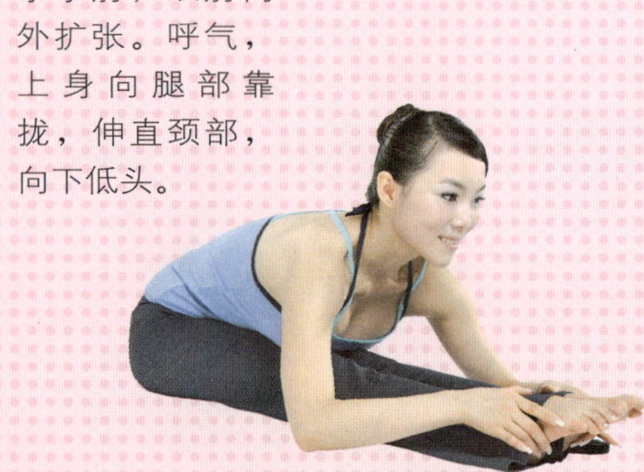

→深深吸气，呼气时，继续向下俯身，直到脸部、胸部和腹部全部贴到腿部上。保持此姿势30秒，然后缓慢抬起上身，恢复到起始姿势。

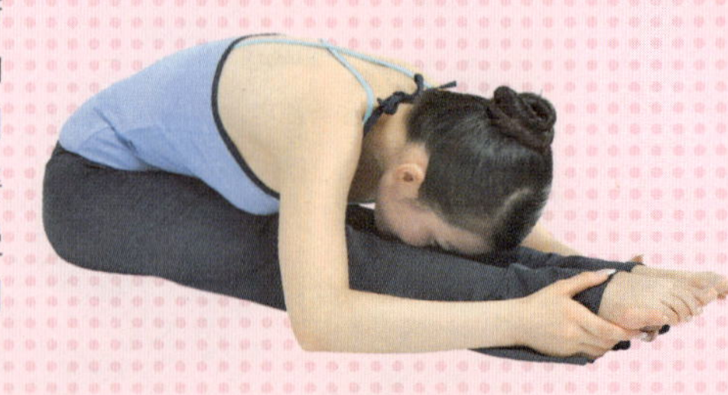

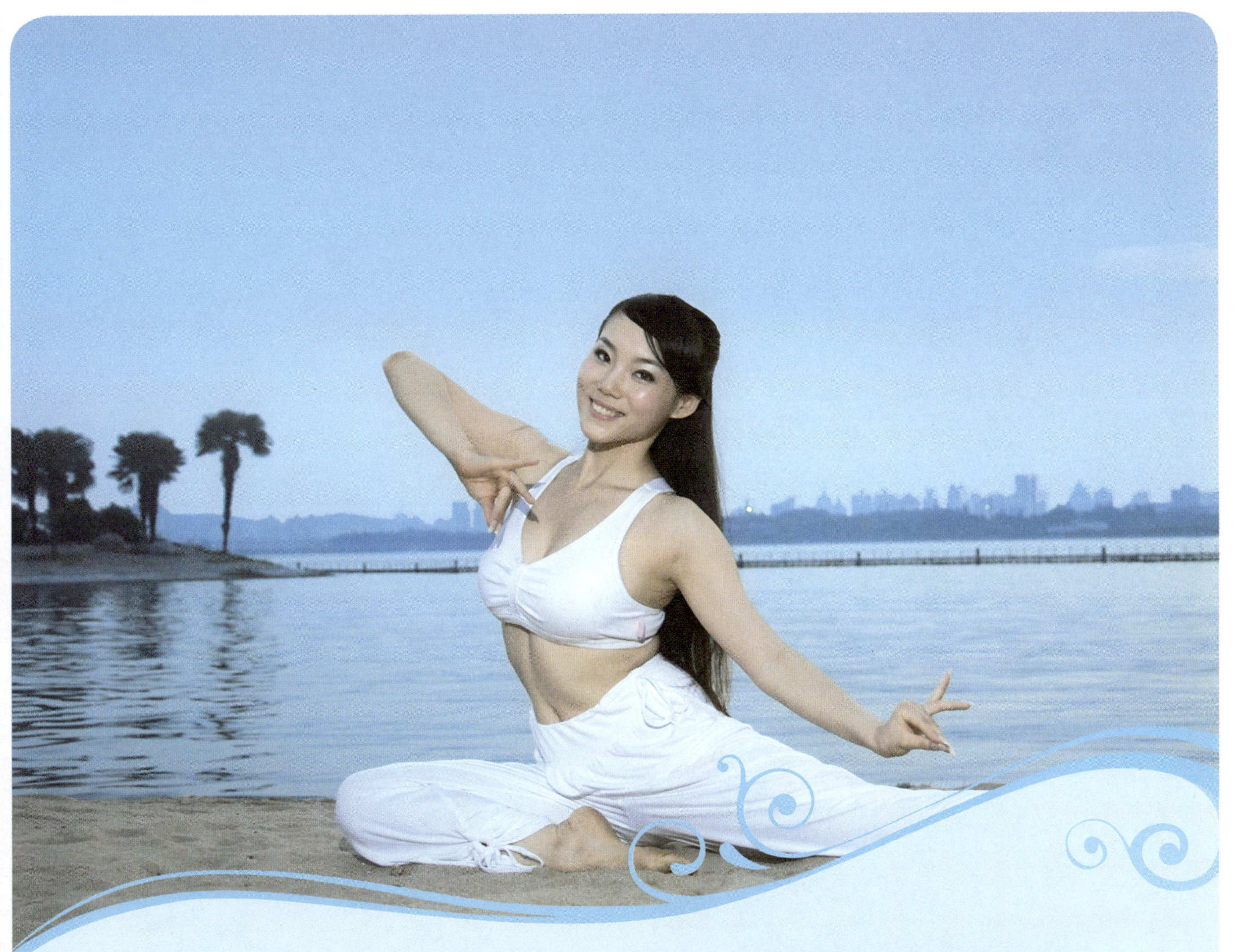

* Part 02

强效纤体瑜伽，

打造“S”形曲线

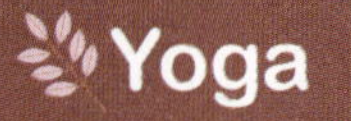

美颈

纤长的颈部是美女优雅的象征，瑜伽用柔缓的方式，全面拉伸颈部，让颈部得到完全的舒展。经常练习，不仅能消除颈部的赘肉，还能增强颈椎的灵活性。

颈部旋转式

功效解析

1. 放松和拉伸颈部，塑造优美的颈部线条。
2. 放松脊柱的最好方式，能够纠正驼背习惯。

重复次数 2次

1

盘坐在垫子上，双手搭在双膝之上，挺直上身。

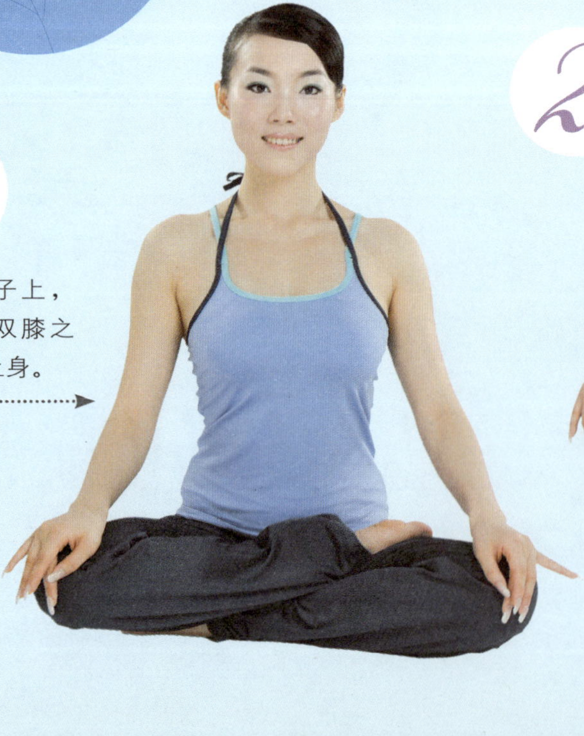

2

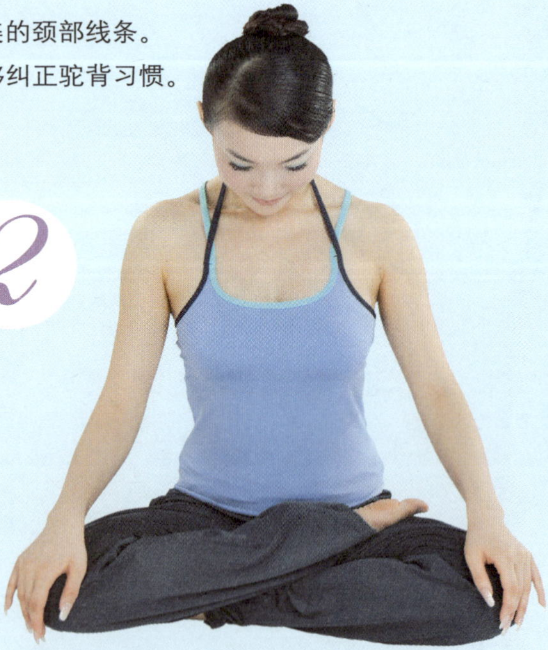

吸气，头部和背部向上伸展；呼气，低头，下巴靠近胸骨，体会后颈部的拉伸。

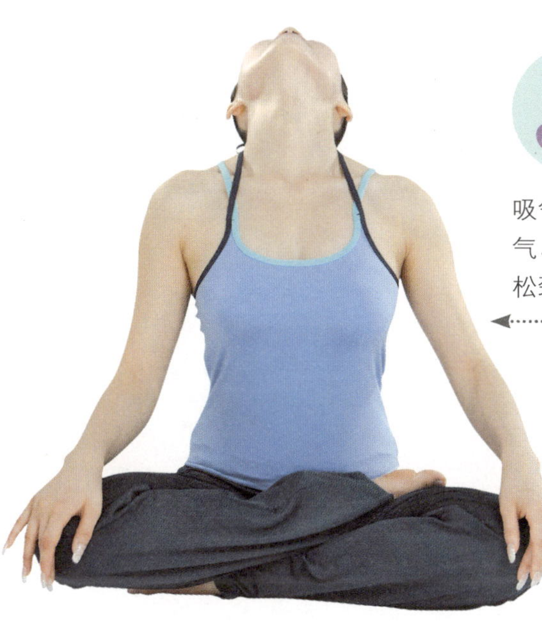

吸气，慢慢抬头；呼气，头部向后仰，放松颈部。

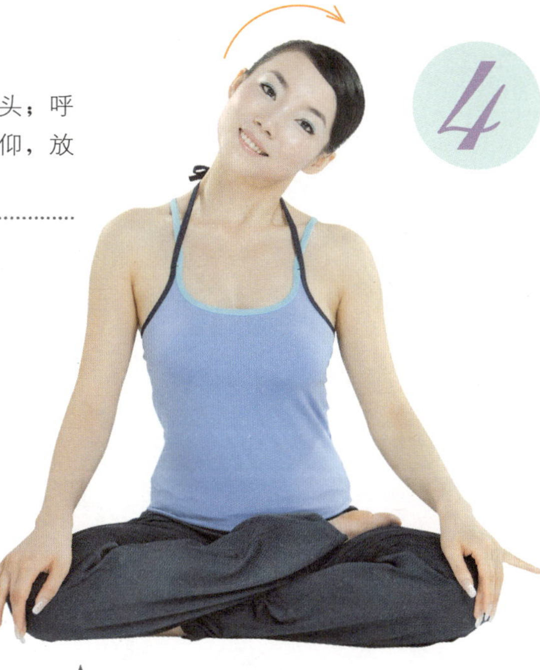

吸气，头部慢慢回到正中；呼气，头倒向左肩，用左耳去靠近左肩。然后吸气，头部回到正中。

5

呼气，头倒向右肩，用右耳去靠近右肩。先顺时针转3圈，再逆时针转3圈，然后回到初始姿势。

温馨小提示

1. 整个练习过程中都要注意保持均匀顺畅的呼吸。

2. 严重颈椎病的患者，不要做向前低头的动作。

鱼式

功效解析

1. 拉伸颈部肌肉，改善颈部僵硬，打造天鹅美颈。
2. 消除颈部疲劳，预防颈椎病的发生。
3. 血液倒流，滋养面部，使气色健康红润。

重复次数 2次

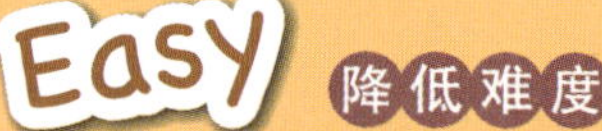

降低难度

如果觉得莲花坐姿太难，可以将双腿并拢伸直，双手放于臀部下方，用手肘来支撑身体。

1

坐于垫子上，弯曲右膝，将右脚放在左大腿上，再弯曲左膝，将左脚放在右大腿上，形成莲花坐姿。

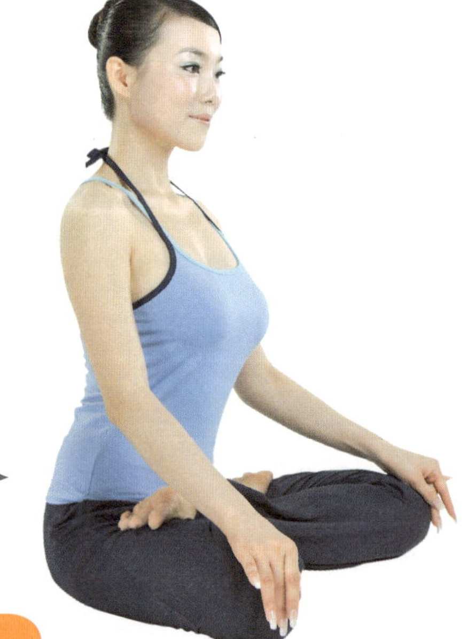

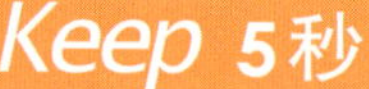

2

吸气，慢慢向后放低上身，头部百会穴着地，双手轻轻握住两脚尖。然后呼气，向上抬高胸部，保持5秒后慢慢还原。

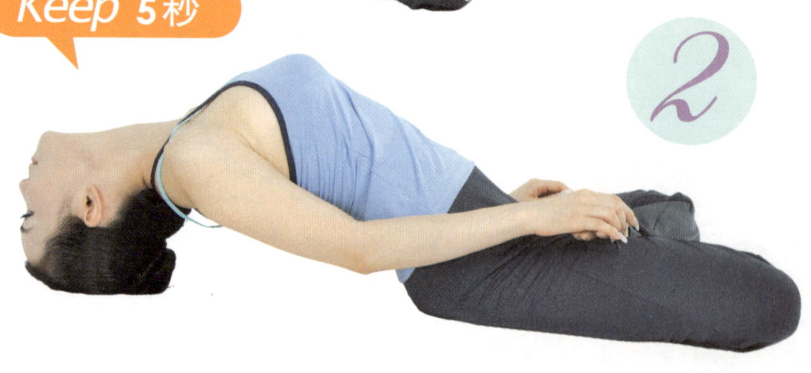

叩首式

功效解析

1. 主要拉伸和放松后颈部位，使颈部线条更加柔美。
2. 促进脑部血液循环，有清心美颜的功效。

重复次数 4次

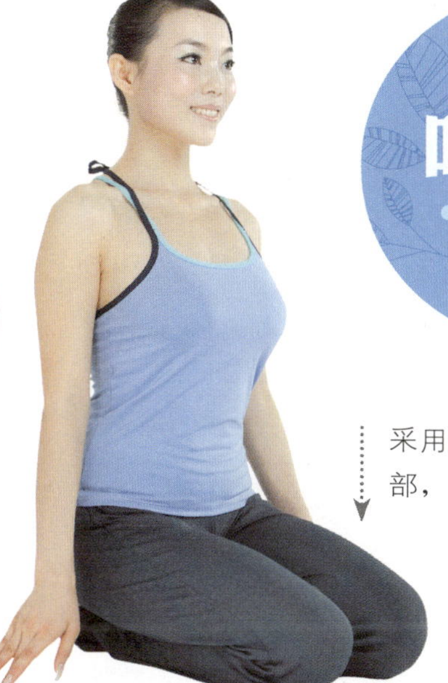

1 采用雷电坐姿，挺直腰背部，双手放于身体两侧。

2 吸气，脊柱向上伸展；呼气，身体向前倾，臀部不要离开脚后跟，额头自然地贴在垫子上，双手掌贴在两小腿外侧。

3 臀部慢慢上抬，头部向前滑动，头顶着垫；大腿与地面垂直，双手依然贴在两小腿外侧，正常呼吸。保持30秒左右。然后慢慢将臀部坐回脚跟，回到初始姿势。

Keep 30秒

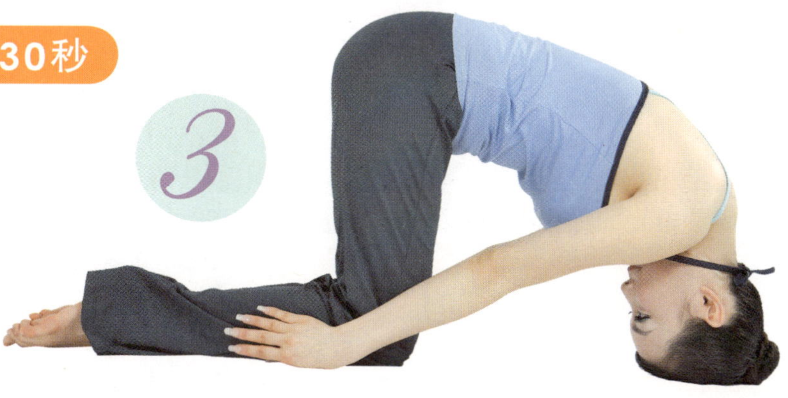

温馨小提示

1. 头部向前滚动时，可以用双手轻轻抓住小腿。

2. 患有高血压或眩晕症的人最好不要练习这个姿势。

单腿交换伸展式

美丽功效

使血液流向背部，滋养脊柱神经，使人保持年轻的活力。

重复次数 2次

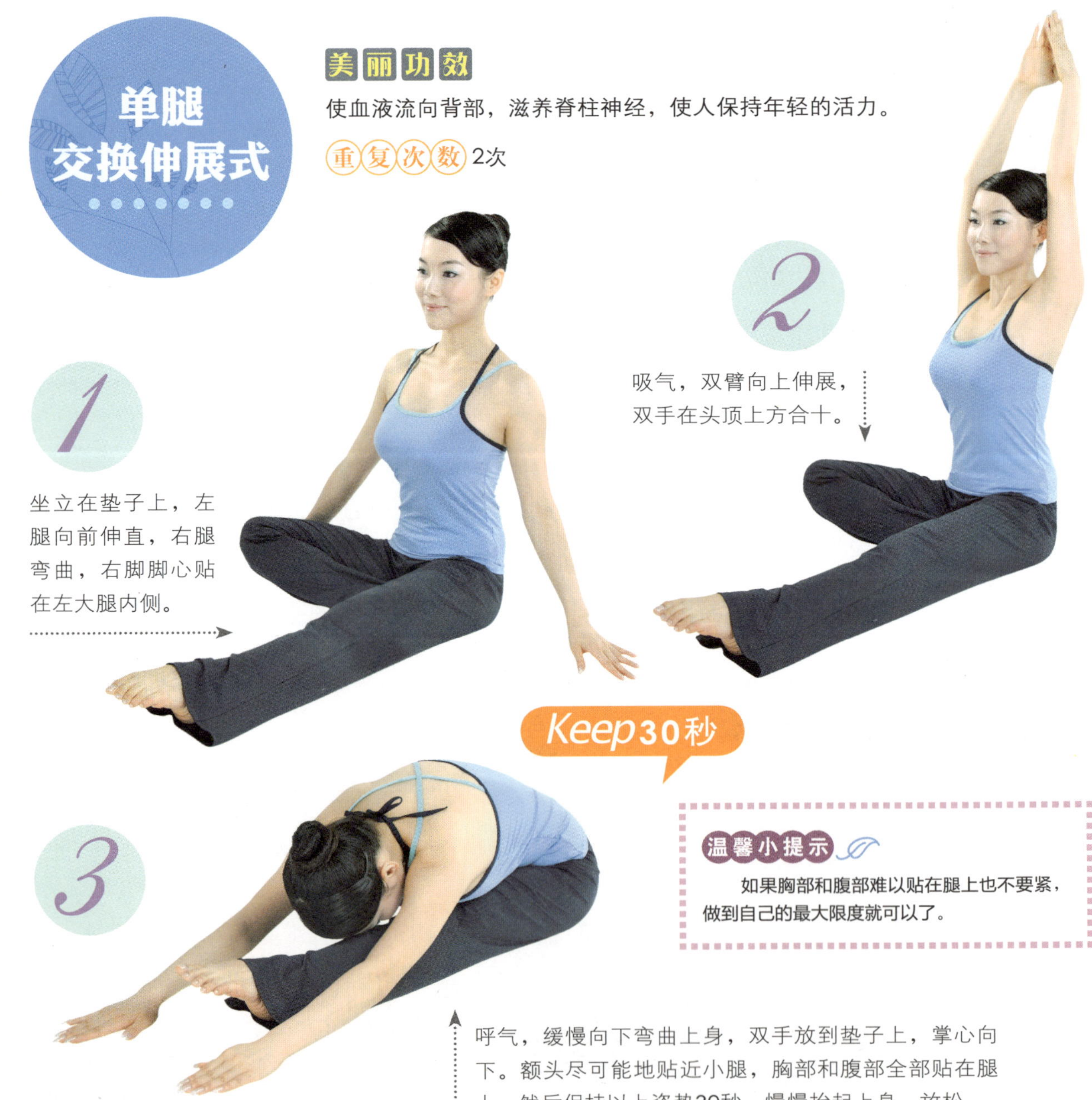

1 坐立在垫子上，左腿向前伸直，右腿弯曲，右脚脚心贴在左大腿内侧。

2 吸气，双臂向上伸展，双手在头顶上方合十。

3 呼气，缓慢向下弯曲上身，双手放到垫子上，掌心向下。额头尽可能地贴近小腿，胸部和腹部全部贴在腿上。然后保持以上姿势30秒，慢慢抬起上身，放松。

温馨小提示

如果胸部和腹部难以贴在腿上也不要紧，做到自己的最大限度就可以了。

鸵鸟式

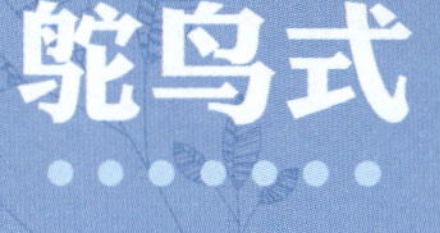

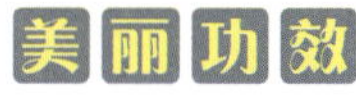

改善颈椎疲劳，拉伸颈部肌肉，美化颈部线条。

重复次数 3次

站立在垫子上，双腿分开与肩同宽，双臂贴在身体两侧。

吸气，向上伸展脊柱；呼气，上半身向前弯曲，双手食指勾住双脚大脚趾，双腿保持伸直。

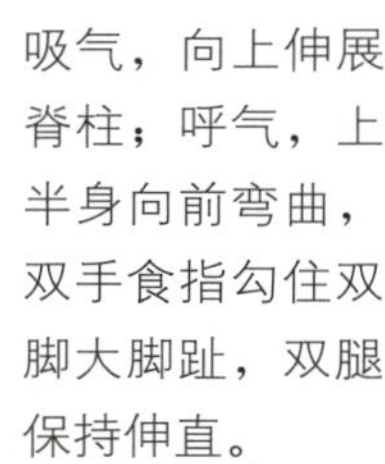

吸气，头部向上抬起，挺胸，塌腰，翘臀；呼气，尽量将头部放于双膝之间。保持正常呼吸3～5次，缓慢地抬起上身，回复到初始姿势。

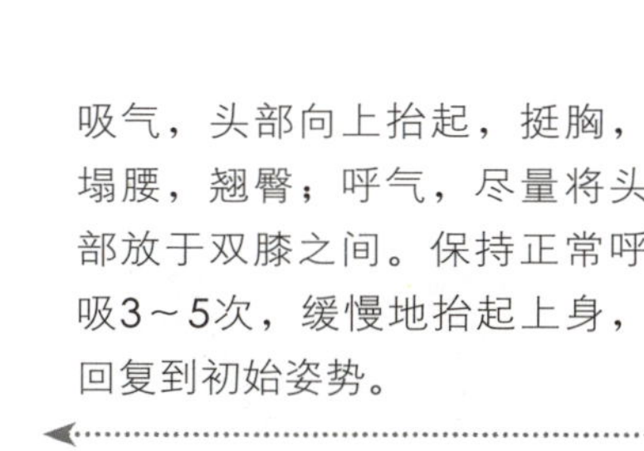

温馨小提示

1. 做第2步时，头部向上抬起时，尽量用后脑勺去寻找脊柱，下巴要向上抬起，充分拉伸后颈部位。

2. 这个体位可以很好地强化大腿内侧的韧性，伸长的脖颈有助于消除颈部的细纹，有美化和拉长颈部的功效。

Yoga

细臂

双臂疏于锻炼，特别容易堆积脂肪，变成臃肿的圆臂，影响美观。瘦臂瑜伽，加强了对手臂的锻炼，紧实两臂的肌肉，逐渐消除臃肿的赘肉，恢复苗条的纤纤玉臂。

前臂旋转式

功效解析

充分伸展手臂，减少大臂和小臂上的赘肉，使手臂更加纤细。

重复次数 5次

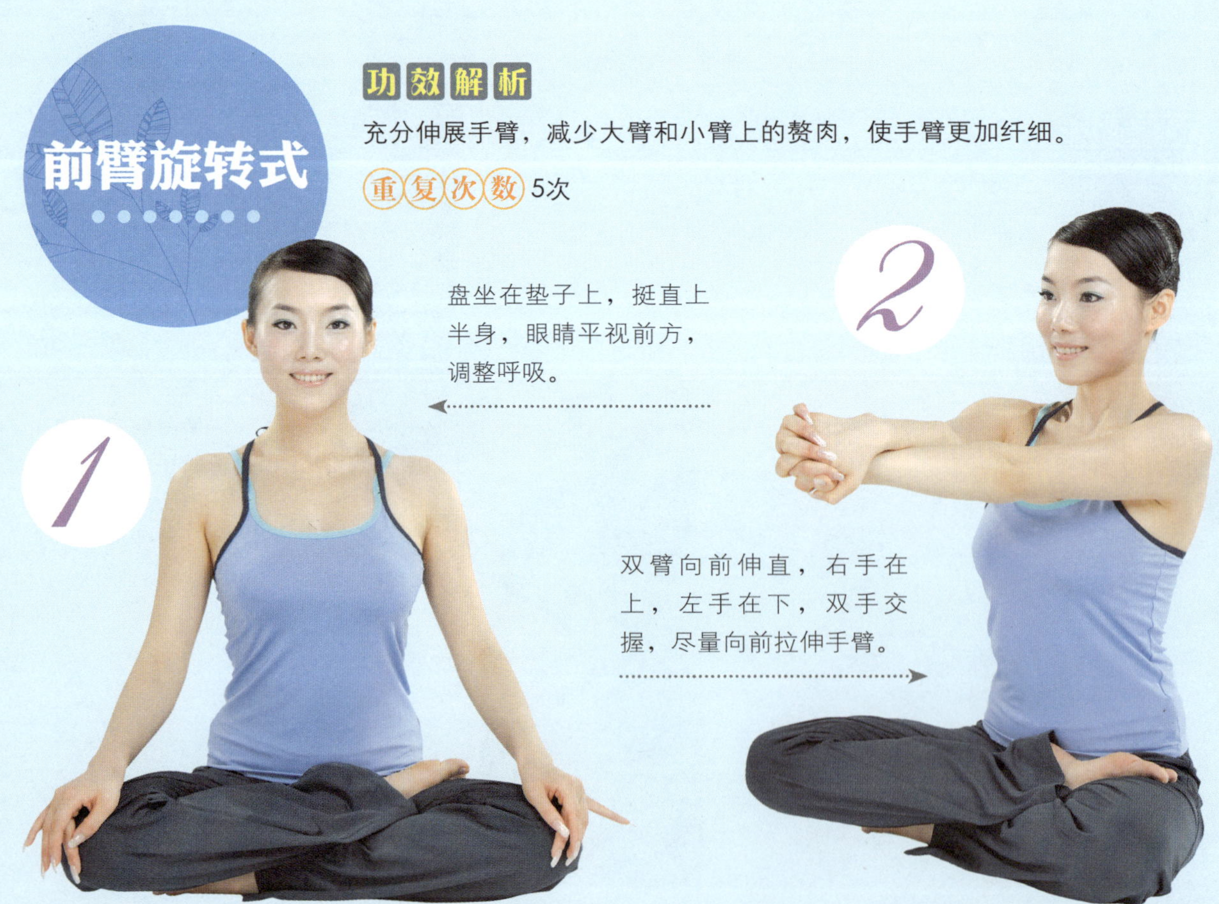

1 盘坐在垫子上，挺直上半身，眼睛平视前方，调整呼吸。

2 双臂向前伸直，右手在上，左手在下，双手交握，尽量向前拉伸手臂。

3

从下向上360°角翻转手腕，双臂反向向前伸直，均匀呼吸3～5次。

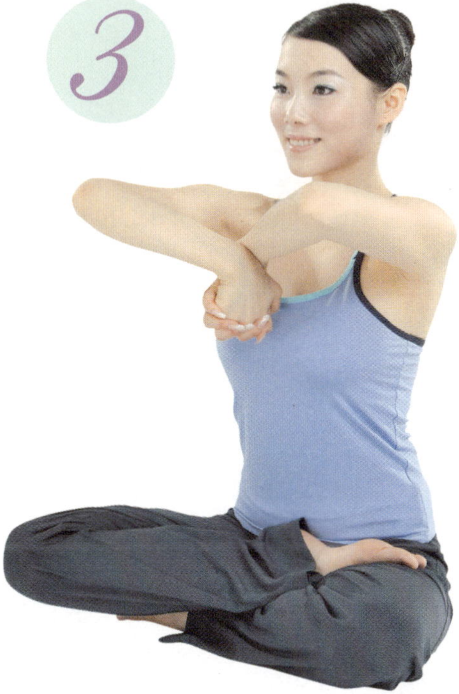

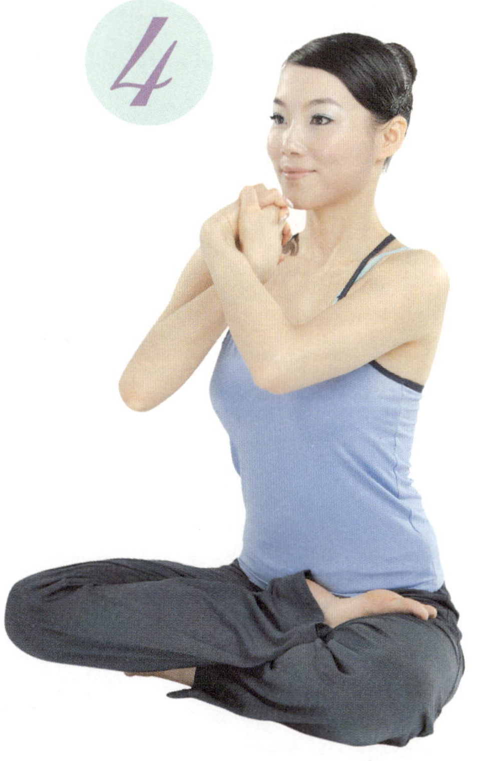

4

松开手腕，改变手部方向，左手在上，右手在下，双手交握，从下向上翻转手腕，尽量向前拉伸手臂。

5

双手合十，慢慢向上伸直手臂，充分拉伸手臂。

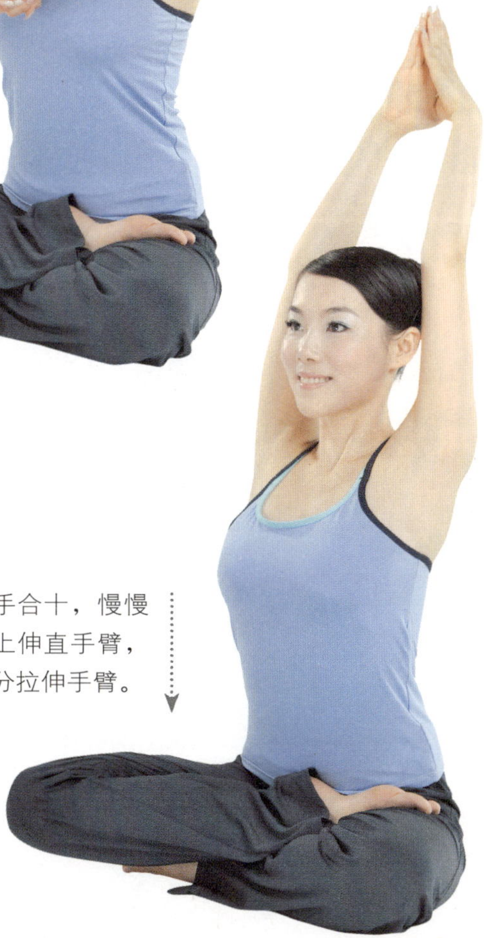

温馨小提示

刚开始练习这个姿势时，手臂会有微微的酸痛感，这是正常现象。

固肩式

功效解析

1. 伸展手臂肌肉和韧带，塑造纤细紧致的双臂。
2. 伸展了肩部和脊柱，扩张了胸部，使身姿挺拔优美。

重复次数 4次

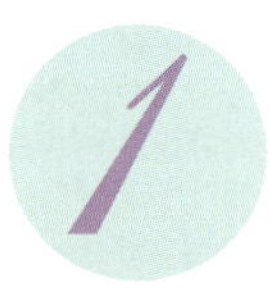

1 跪坐在垫子上，挺直上身，双手轻轻放在双膝之上，保持均匀的呼吸。

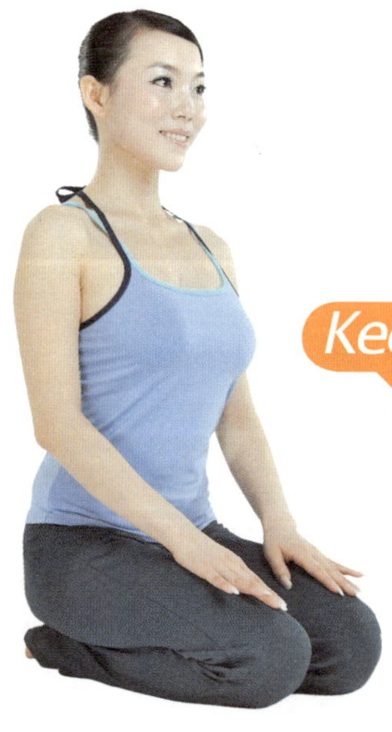

2 双手十指交叉，紧贴在脑后，手臂向后伸展，胸部向前挺出。

Keep 10~15秒

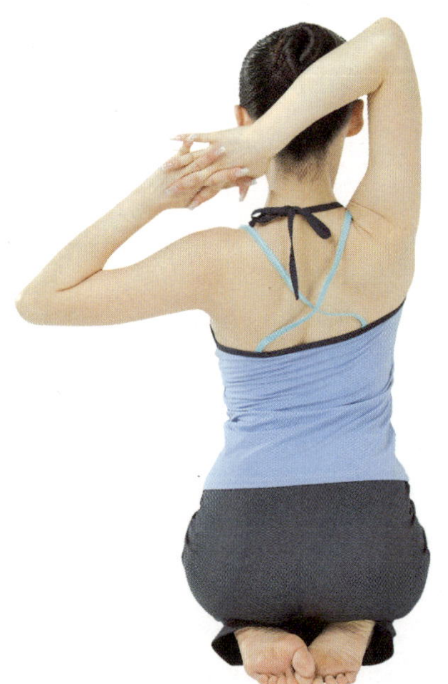

3 保持以上姿势10～15秒，左手向左侧拉动右手，使右手手肘指向天空。

4 保持10～15秒，右手向右侧拉动左手，使左手手肘指向天空。最后慢慢松开双手，抖动手臂，放松。

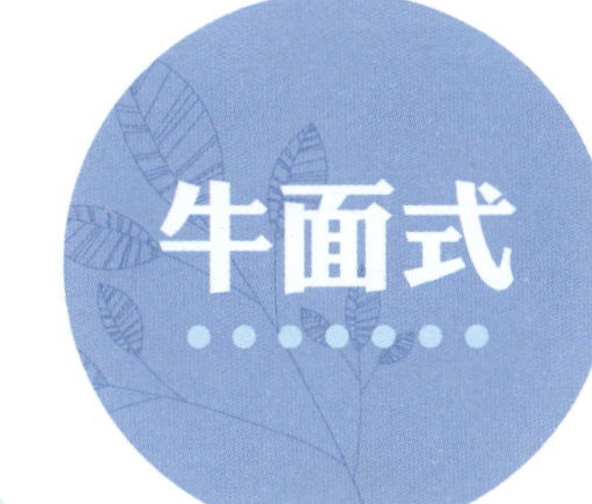

功效解析

1. 充分锻炼手臂，有助减少上臂后侧的脂肪，紧实上臂，防止上臂松弛。
2. 伸展了肩背部，矫正驼背等不良体态。

重复次数 3次（左右合计为一次）

1

采用金刚坐姿，均匀地调整呼吸。吸气时，右臂向上伸，弯曲手肘，右手贴于后背处。呼气时，左手扳右手手肘，使其指向天空。

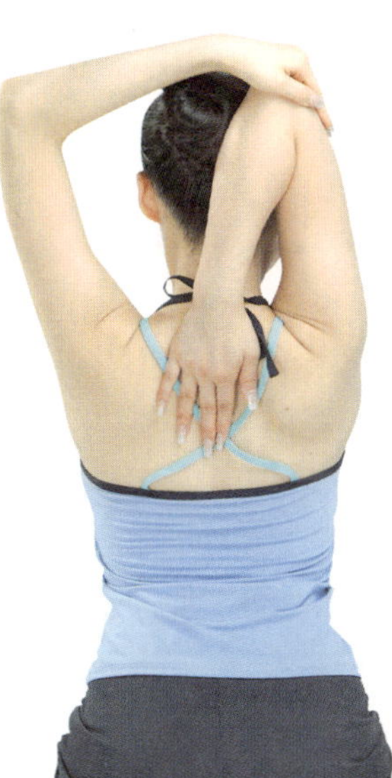

Easy 降低难度

如果两手在背后相扣的动作很难做到位，可用双手握住瑜伽绳的两端，降低动作难度。

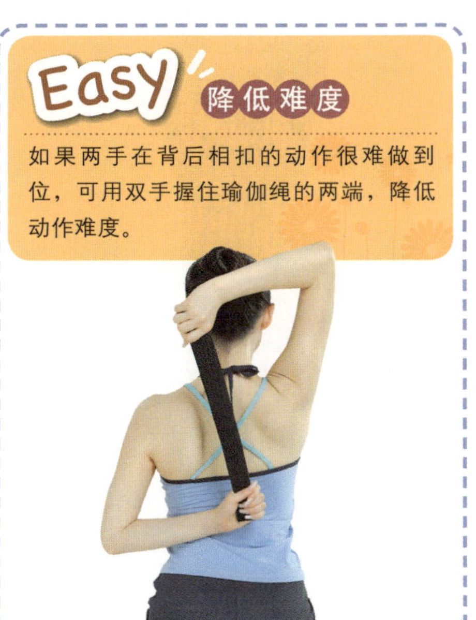

2

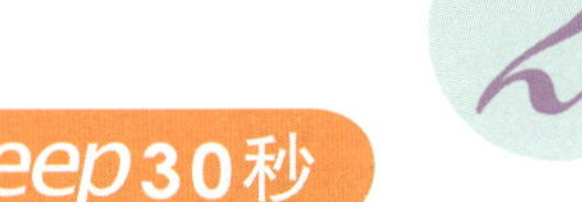

弯曲左手手肘，左手在背后从下向上伸，两手在背后相扣。然后挺直腰背部，自然地呼吸，眼睛平视前方，保持此姿势30秒。然后松开双手，反方向练习。

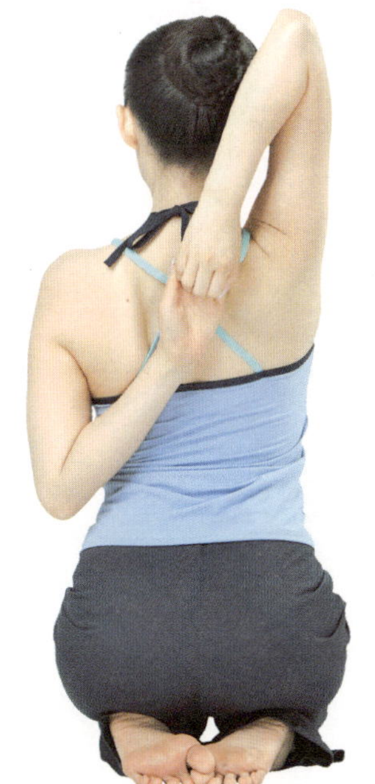

鸟王式

功效解析

1. 手臂缠绕在一起，有助于消除手臂上的赘肉，让双臂更加纤长而灵活。
2. 单脚站立的姿势有助于提高身体的平衡力和协调力，让身姿显得更加挺拔优美。

重复次数 2次

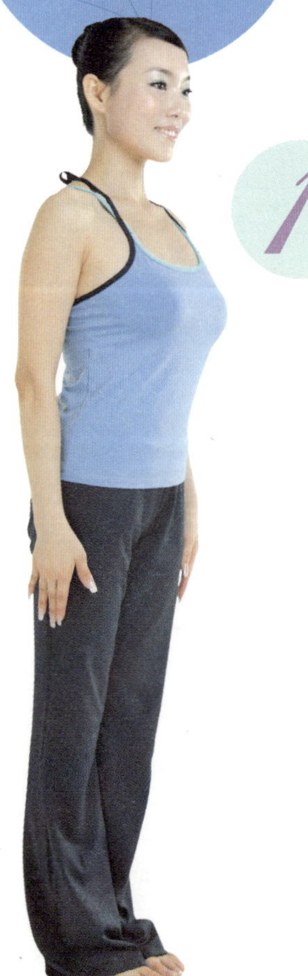

1

自然站立在垫子上，双腿并拢，双臂垂放于身体两侧。

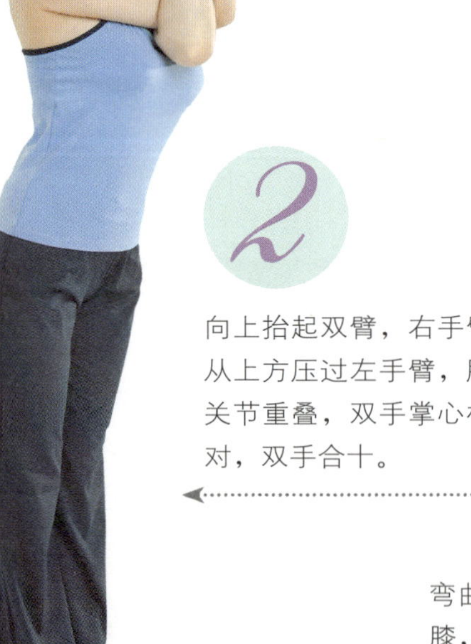

2

向上抬起双臂，右手臂从上方压过左手臂，肘关节重叠，双手掌心相对，双手合十。

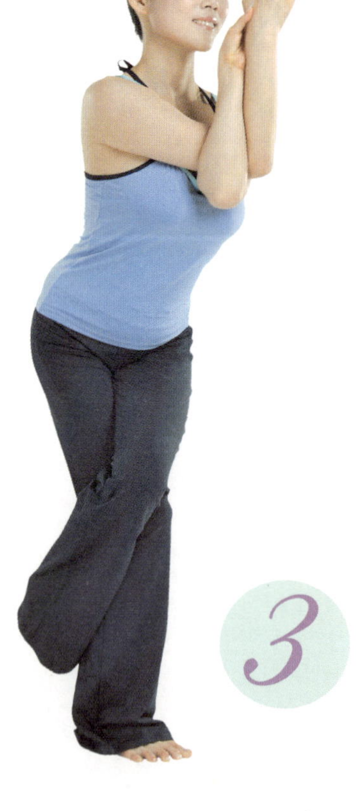

3

弯曲双膝，抬起左小腿，跨过右膝，从后面勾住右小腿，将身体重心放在两腿之间，右脚趾牢牢抓紧垫面。

Keep30秒

4

深深吸气，挺直背部慢慢向下蹲。保持身体平衡，上身向前倾，让腹部靠近大腿，用心去体会腰背部的拉伸，保持30秒。

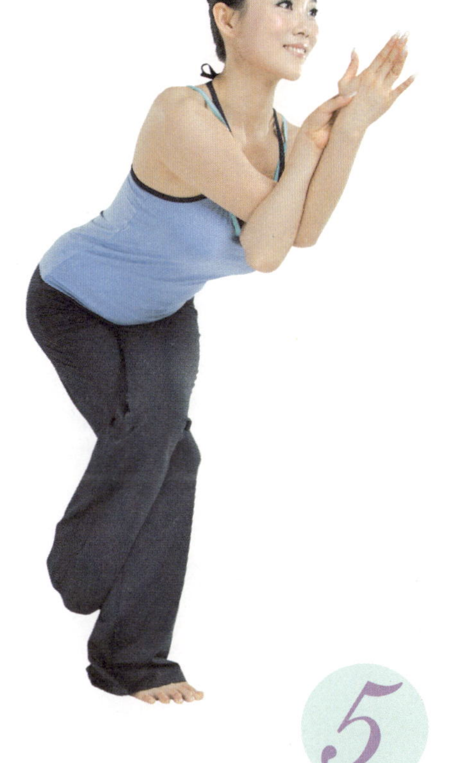

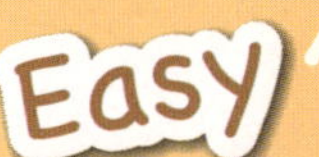

降低难度

双臂环绕后，如果双手无法合十，可以用一只手握住另一只手的手腕。如果膝关节比较僵硬，一腿从后面勾住另一腿感觉困难的话，可以将一只脚跨过另一只脚外侧，用脚尖点地即可。

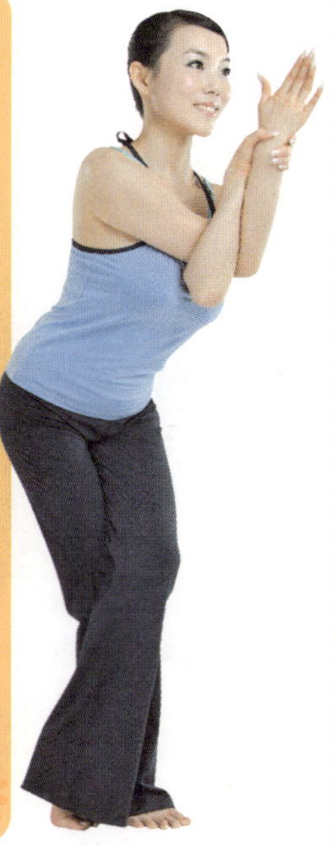

5

慢慢恢复到初始姿势，做反方向练习。

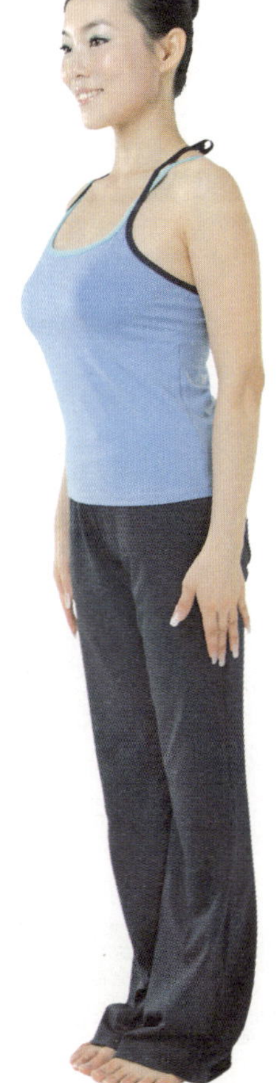

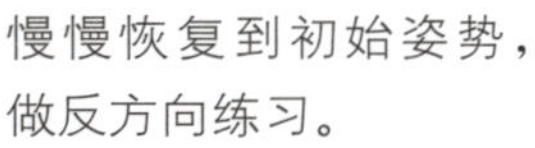

站立的那只脚一定要紧紧抓住垫面，不然身体难以取得平衡，很容易摔倒。背部一定要展平，不能弓背。

Yoga

美背

背部也是展现曲线美的一部分，尤其是在炎热的夏季。美背瑜伽，全面锻炼背部，纠正“虎背”、驼背现象，恢复背部的骨感美。坚持练习，还能有效缓解背部酸痛。

圣哲玛里琪一式

功效解析

1. 伸展背部，美化背部线条，塑造性感的美背。
2. 伸展双臂和双腿的肌肉，塑造纤细的手臂和修长的双腿。

重复次数 3～5次

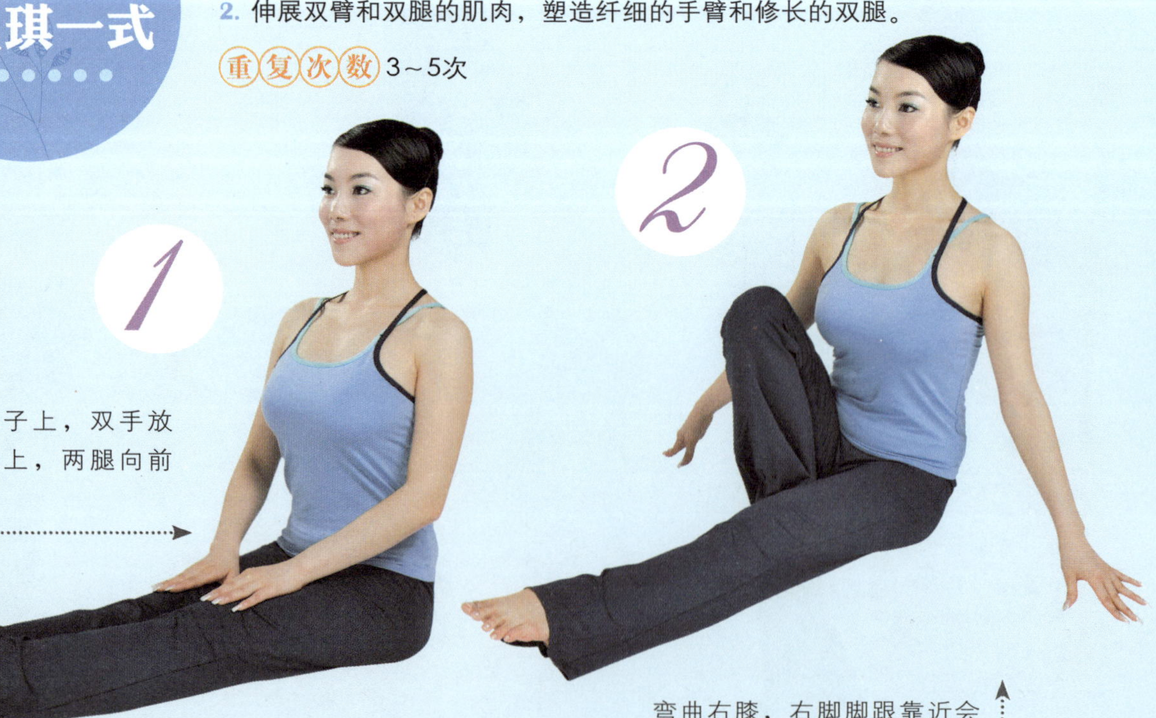

1 坐在垫子上，双手放于大腿上，两腿向前伸直。

2 弯曲右膝，右脚脚跟靠近会阴处，脚心贴垫。

3

吸气，右手臂翻转，与右膝外侧相靠，环抱右腿，与左手在背后扣住。

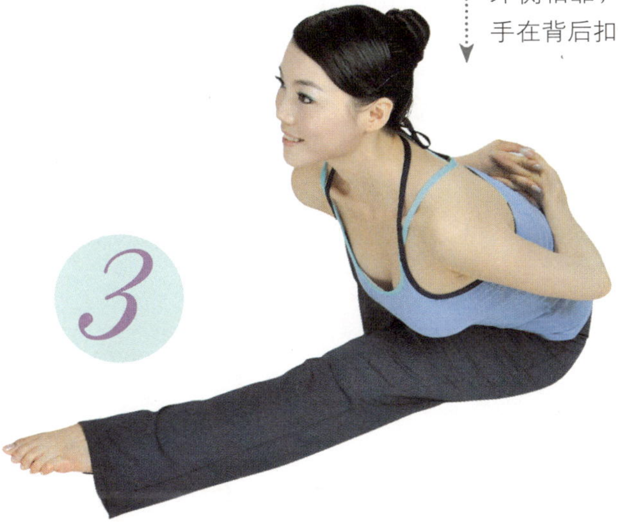

4

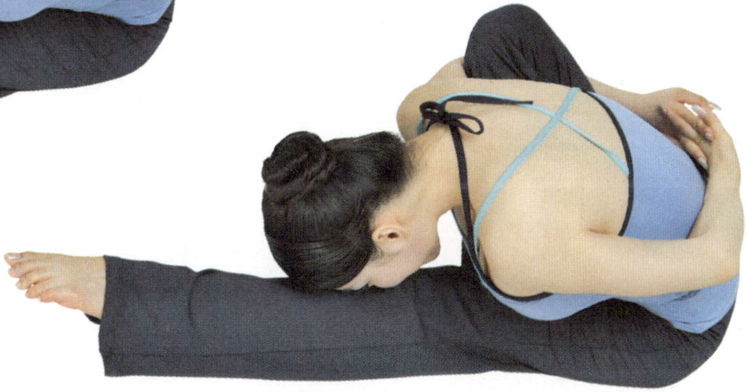

左腿保持伸直，背部不动。然后呼气，上半身向前屈，尽量往下靠，让前额贴在左腿上。

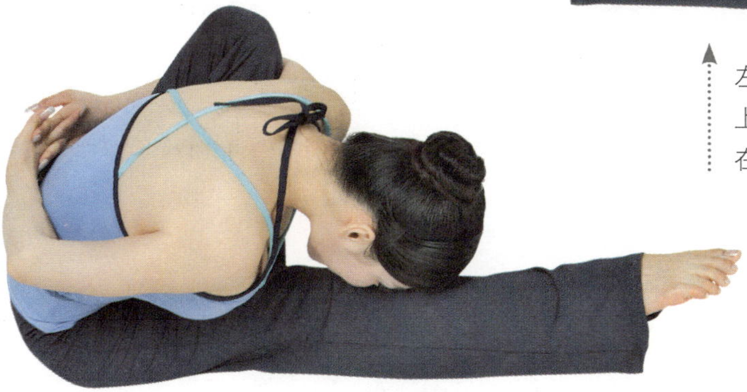

放松左腿，换右腿重复练习，最后放松全身。

温馨小提示

双手在背后相扣时，腿部不要移动，头部要始终朝向正前方。

半脊柱扭转式

功效解析

1. 消除背部赘肉，纠正驼背，使背部曲线挺拔优美。
2. 按摩内脏器官，促进肠胃蠕动，改善消化不良，治疗便秘。

重复次数 左右各2次

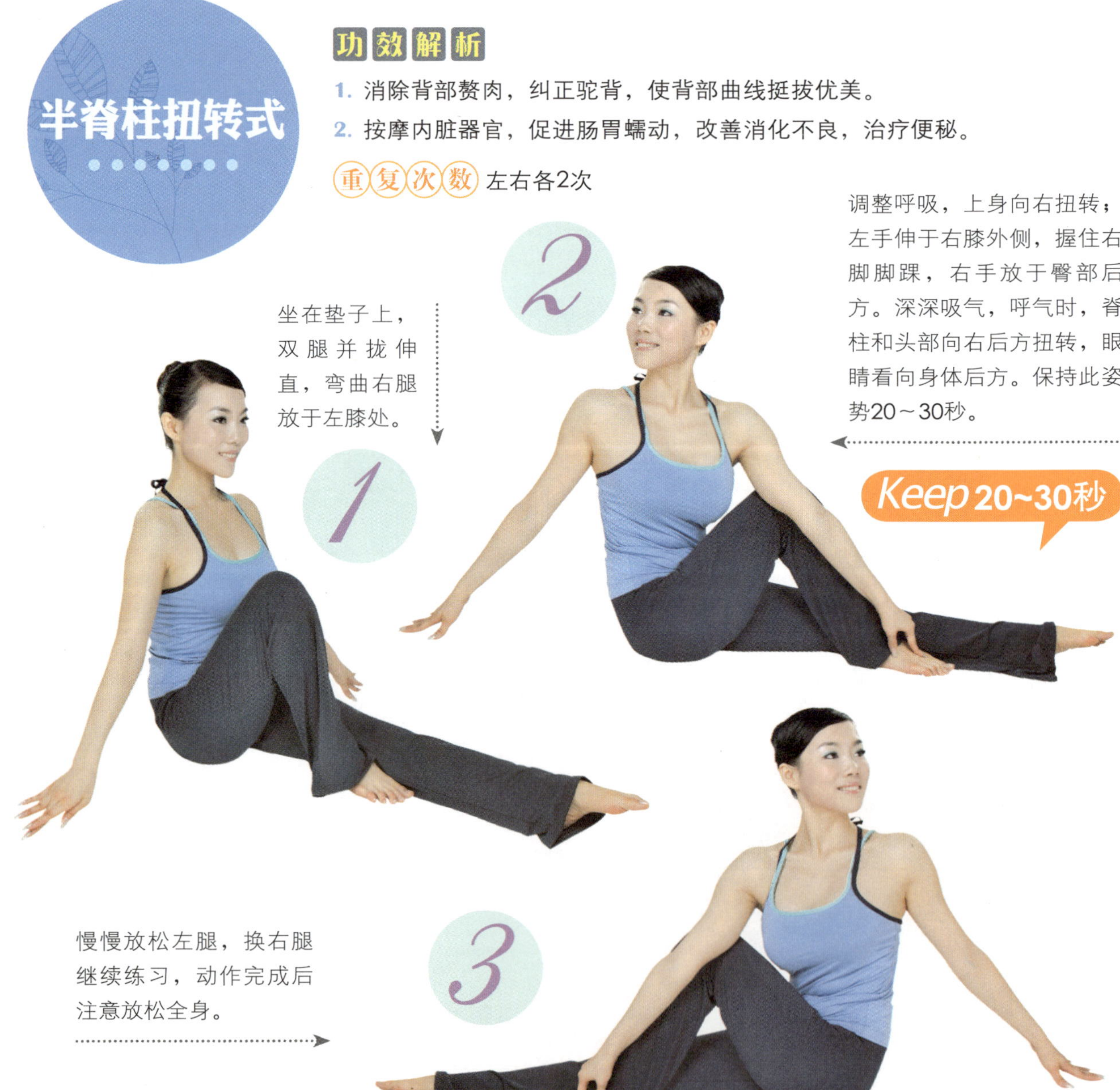

1 坐在垫子上，双腿并拢伸直，弯曲右腿放于左膝处。

2 调整呼吸，上身向右扭转；左手伸于右膝外侧，握住右脚脚踝，右手放于臀部后方。深深吸气，呼气时，脊柱和头部向右后方扭转，眼睛看向身体后方。保持此姿势20～30秒。

3 慢慢放松左腿，换右腿继续练习，动作完成后注意放松全身。

功效解析

1. 消除背部多余脂肪，美化背部线条。
2. 消除背部的僵硬和紧张，使背部柔美挺拔。

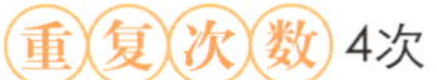

4次

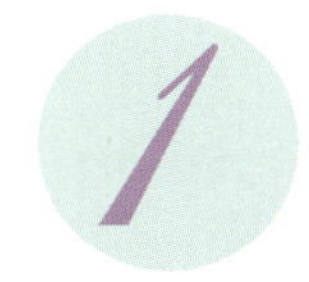

以金刚坐姿坐于垫子上，吸气，弯曲手肘，左右手交叉握住另一侧的手肘，双手向前移动，双肘靠在垫子上，上半身跟着向前倾。

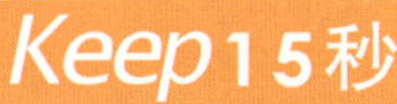

2

呼气，手肘尽量向前滑动，直到胸部贴地面，抬头望向前方。下半身起立，臀部翘向天空，大腿与小腿呈90°角，背部呈一条直线，保持姿势约15秒。

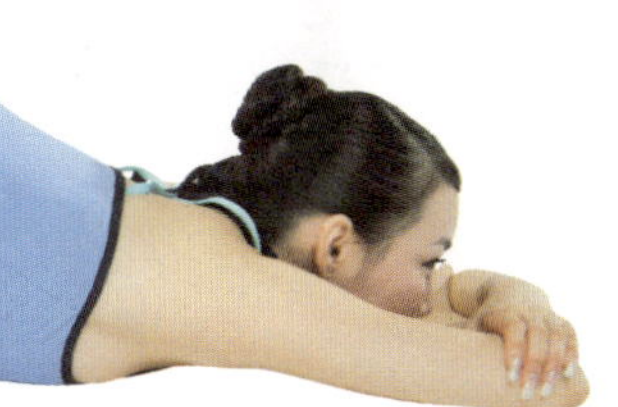

温馨小提示

如果双手交叉握住手肘放在垫子上有难度，可以松开双手，自然地向前滑动，手掌心贴在垫子上。

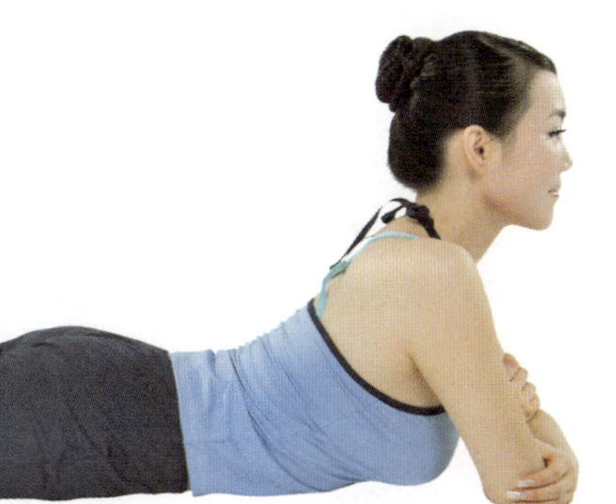

3

保持手肘不动，伸直腿部，抬高胸部和头部，全身放松。

Yoga

塑胸

丰满富有弹性的胸部曲线是“S”形身材的重点，瑜伽能刺激我们的卵巢，使它分泌更多的雌激素，让胸部更丰满。同时，还有助于纠正不良的体态，避免胸部下垂，使胸形更完美。

骆驼式

功效解析

1. 紧实胸部肌肉，塑造浑圆挺拔的胸部。
2. 头部向后仰的动作能够拉伸前颈挤压后颈，使颈部得到充分的锻炼。
3. 有助于改善肩背疼痛的毛病，使肩膀和脊柱更柔软。

重复次数 2次

1

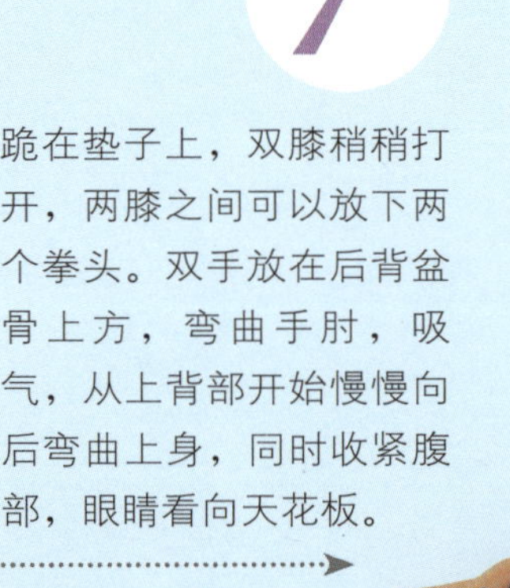

跪在垫子上，双膝稍稍打开，两膝之间可以放下两个拳头。双手放在后背盆骨上方，弯曲手肘，吸气，从上背部开始慢慢向后弯曲上身，同时收紧腹部，眼睛看向天花板。

2

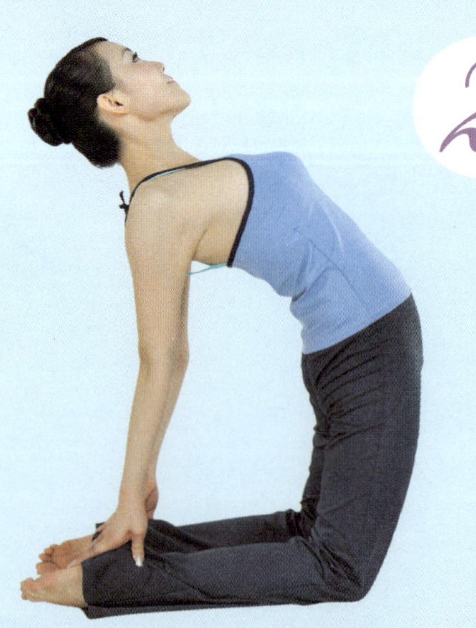

呼气，先用右手握住右脚跟，手掌向下，手指向后，再用左手以同样的方式握住左脚跟。

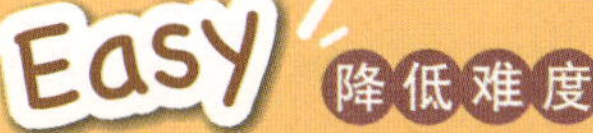

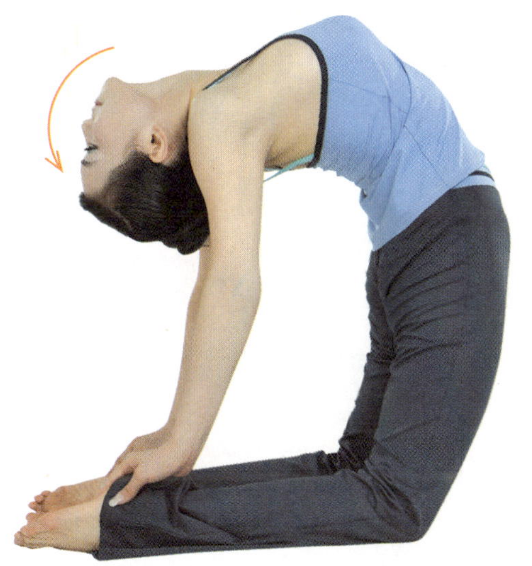

Easy 降低难度

使用辅助工具可以降低动作难度。如果双手很难握住脚跟，可以在小腿两旁各放一块瑜伽砖，将双手放在瑜伽砖上。

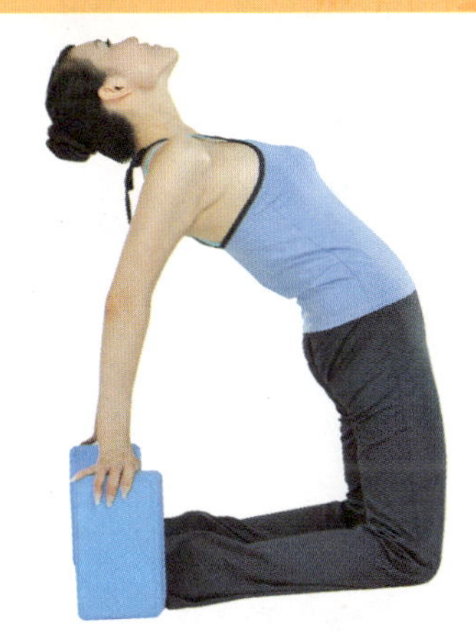

3 吸气，双手朝脚掌方向稍微用力，向上提升胸部，均匀地呼吸。保持这个姿势30秒左右。

4 将双手收回，慢慢恢复到最初的姿势。最后，臀部坐在脚跟上休息。

温馨小提示

注意整个背部都要向后弯，骨盆用力向前推，同时还要向上挺胸。

眼镜蛇式

功效解析

1. 向外扩展胸部，起到紧实胸部肌肉的作用，预防胸部下垂。
2. 拉伸脊柱，塑造优美柔和的背部线条。
3. 定心安神，有助消除失眠症状。

重复次数 2次

俯卧在垫子上，双腿并拢伸直，收紧臀部和大腿肌肉。双手放在双肩正下方，十指分开，撑住垫子。

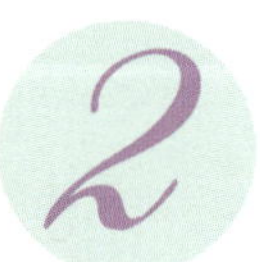

吸气，弯曲双手手肘，慢慢向上依次抬起头部、颈部、肩部。呼气，头部向后仰，眼睛看向正上方。保持这个姿势30秒左右。

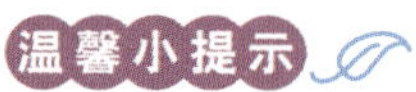

温馨小提示

1. 在练习过程中，双腿要始终保持伸直。同时要收紧臀部和大腿肌肉，以保护下背部不受伤。

2. 下背部有疾患的人可以将双腿稍微分开，以缓解对下背部的压力。

Keep 30秒

再次吸气，伸直双臂，最大限度地拉伸上半身，使腰腹部也抬离地面。保持这个姿势30秒，然后慢慢放下身体，仰卧在垫子上休息。

坐山式

功效解析

1. 向外扩展并向上提升胸部，不但能美化胸部曲线，还能防止胸部下垂。
2. 拉伸手臂肌肉和韧带，使双臂纤细而紧实。

重复次数 3次

1

采用半莲花坐姿，右脚脚跟抵住会阴处，弯曲左膝，左脚放在右大腿上，左脚脚心向上，双膝尽量贴在地面上。

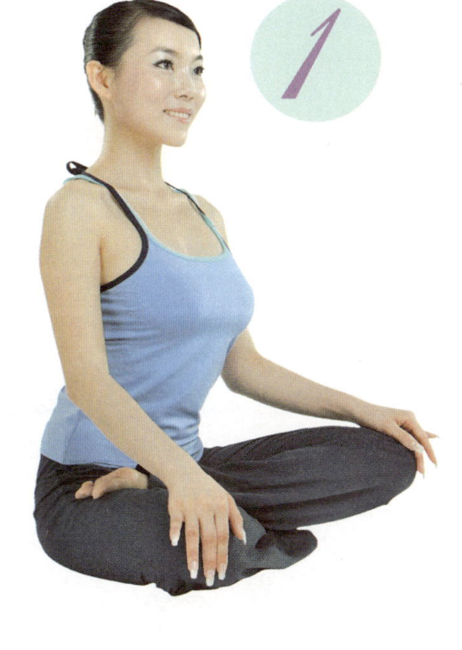

2

挺直上身，双手在体前十指相交。吸气，双臂向头顶上方伸展，翻转掌心向上，尽量伸直双臂。同时，向外扩张胸部。

3

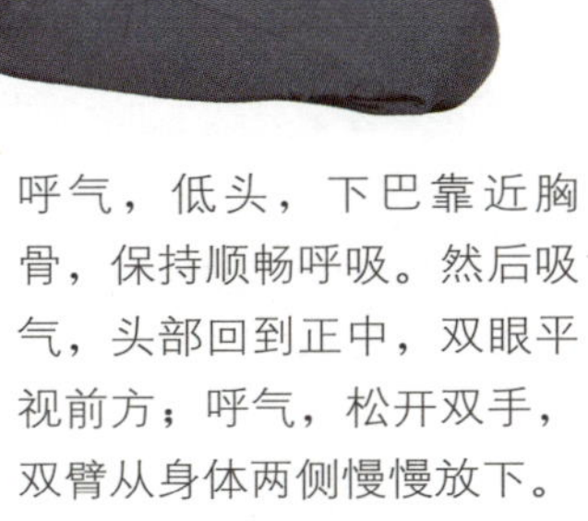

呼气，低头，下巴靠近胸骨，保持顺畅呼吸。然后吸气，头部回到正中，双眼平视前方；呼气，松开双手，双臂从身体两侧慢慢放下。

加强侧伸展式

功效解析

1. 扩张胸腔，强健胸部，预防胸部下垂。
2. 拉伸、挤压腹部，减少腹部赘肉。
3. 伸展脊柱，纠正体态，减少腿部多余脂肪。

重复次数 左右各做3～5次

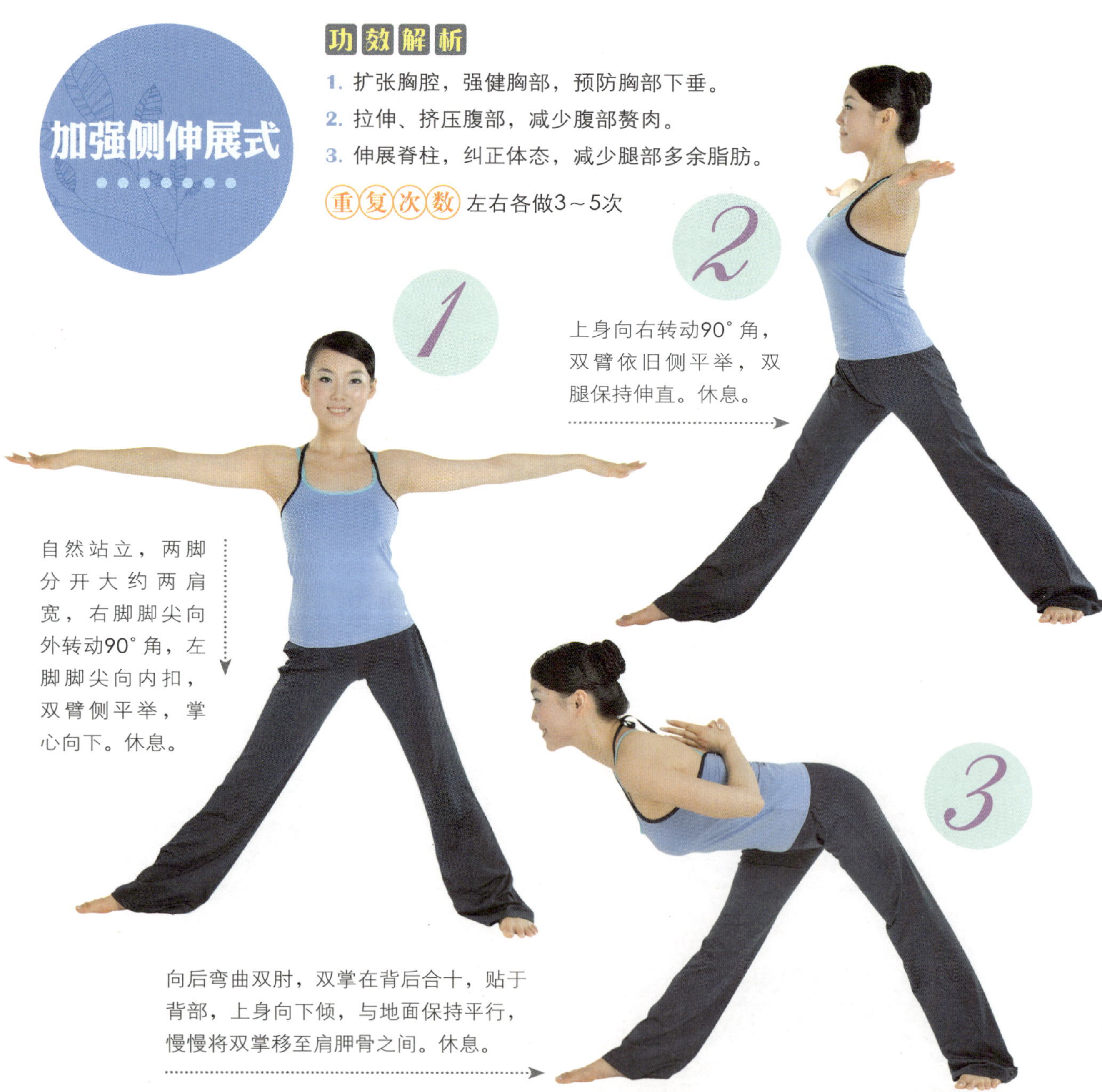

1 自然站立，两脚分开大约两肩宽，右脚脚尖向外转动90°角，左脚脚尖向内扣，双臂侧平举，掌心向下。休息。

2 上身向右转动90°角，双臂依旧侧平举，双腿保持伸直。休息。

3 向后弯曲双肘，双掌在背后合十，贴于背部，上身向下倾，与地面保持平行，慢慢将双掌移至肩胛骨之间。休息。

4

呼气，上身向前弯曲，直到头部贴在膝盖上，胸部和腹部贴在大腿上。

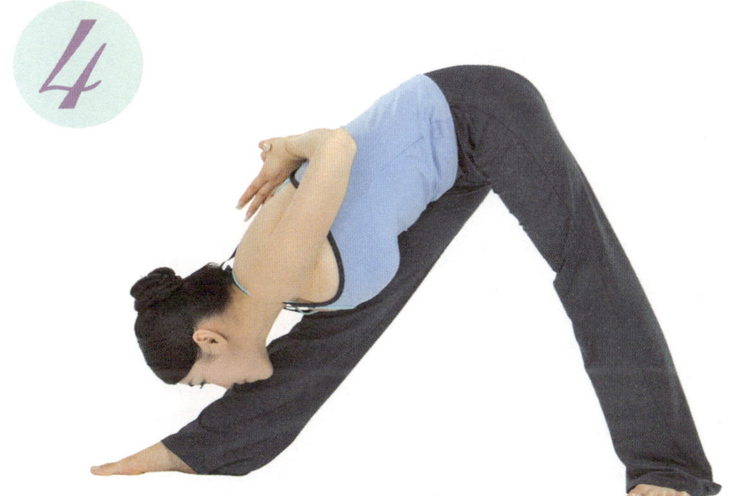

Easy 降低难度

初练瑜伽之人可以不用双手合十，双手在背后相抱，一只手抓住另一只手的肘关节也可以。

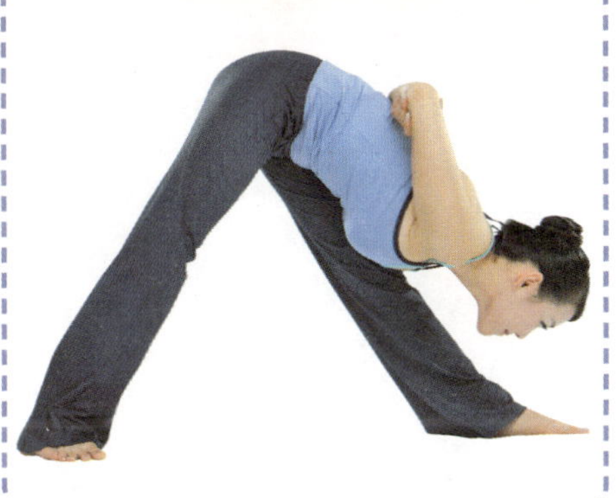

5

Keep 30秒

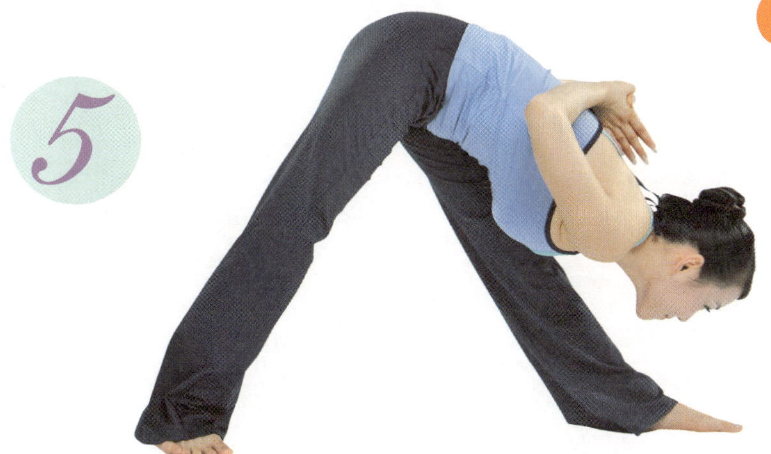

保持以上姿势30秒，呼气，慢慢回复到站立姿势，做另一侧的练习。

瘦腰

腰部长期疏于锻炼，所以容易囤积脂肪，影响身体曲线美。瑜伽中有些腰部伸展、扭转的体式，对腰部有很好的挤压、拉伸、扭转作用，有助于燃烧多余的脂肪，恢复苗条的纤腰。

腰转动式

功效解析

1. 活动腰部，减少腰部多余的脂肪，同时使腰部更加灵活。
2. 伸展双臂和背部，加强髋关节的锻炼。

重复次数 3次

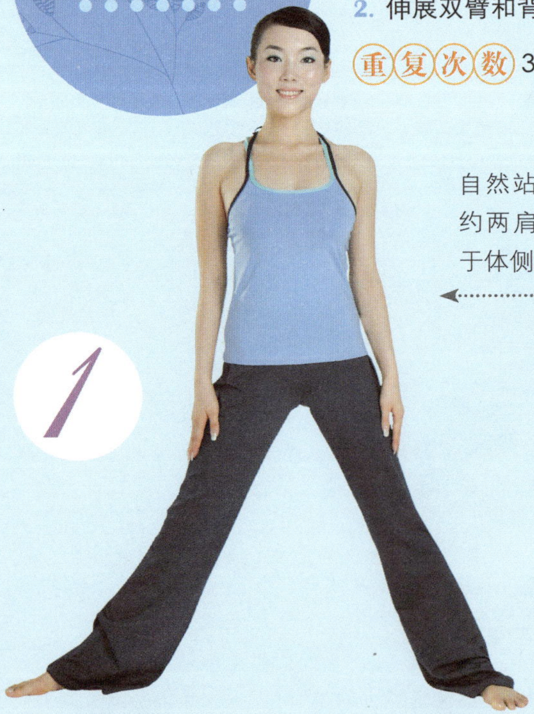

1 自然站立，两脚分开约两肩宽，两臂下垂于体侧，调整呼吸。

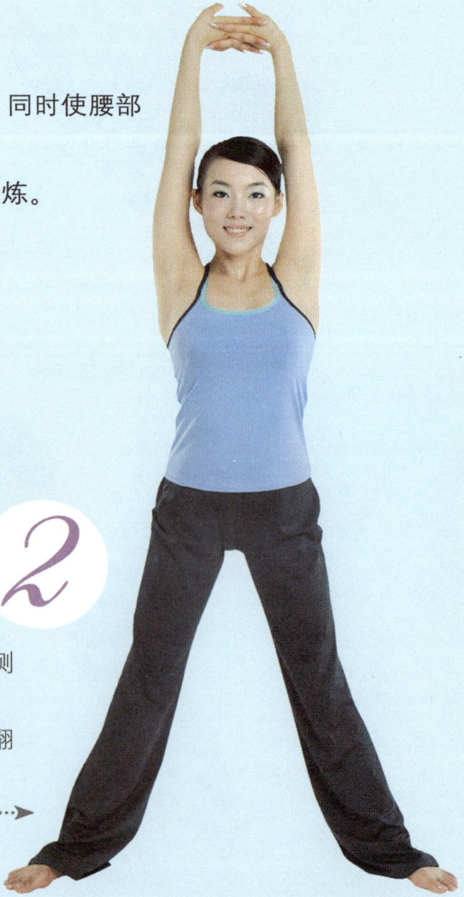

2 吸气，两臂从体侧向头顶上方高举，双手十指交叉，翻转掌心向上。

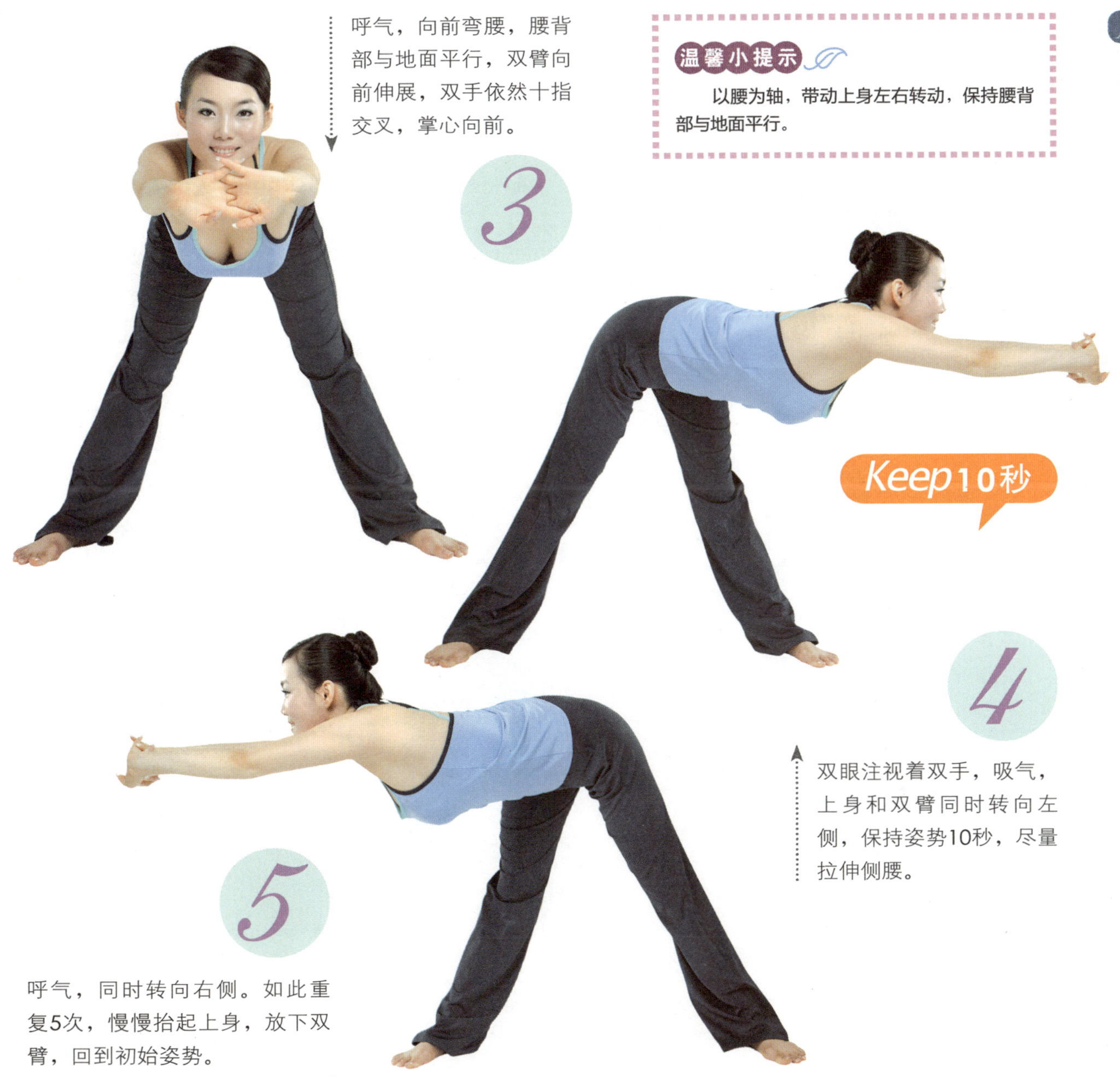

呼气，向前弯腰，腰背部与地面平行，双臂向前伸展，双手依然十指交叉，掌心向前。

温馨小提示

以腰为轴，带动上身左右转动，保持腰背部与地面平行。

双眼注视着双手，吸气，上身和双臂同时转向左侧，保持姿势10秒，尽量拉伸侧腰。

呼气，同时转向右侧。如此重复5次，慢慢抬起上身，放下双臂，回到初始姿势。

扭转腰式

功效解析

1. 挤压腰部，有助于减少腰部脂肪，使腰部更加纤细。
2. 有助于矫正脊柱，使身材更加健美挺拔。
3. 能够调节脊柱神经系统，使人显得更有活力，更加年轻。

重复次数 2次（左右共为一次）

1

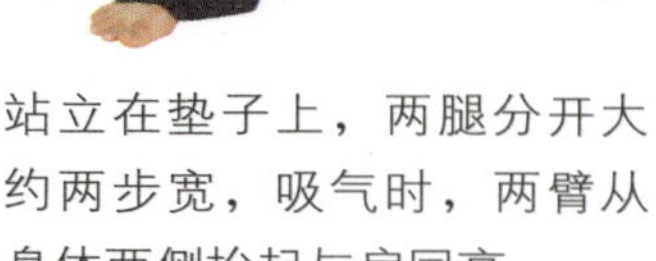
站立在垫子上，两腿分开大约两步宽，吸气时，两臂从身体两侧抬起与肩同高。

2

呼气时，身体带动双臂向右后方扭转，右臂屈肘放于左后腰处，左手屈肘搭在右肩上。头部尽量向右后方扭转，眼睛看向右后方。

3

保持不动，做3~5次腹式呼吸。然后慢慢回到正中，开始练习另一侧的动作。

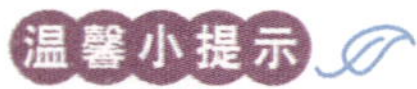

身体向后扭转时，要缓慢进行，不要突然用力过猛，以免拉伤。

功效解析

1. 挤压、拉伸腰部，消除腰部多余脂肪，美化腰部线条。
2. 挤压腹部，消除腹部赘肉，使腹部平坦。
3. 能促进下背部的血液循环，还能充分拉伸背部肌肉，有助于消除背部的疼痛感。

重复次数 2次（左右共计为一次）

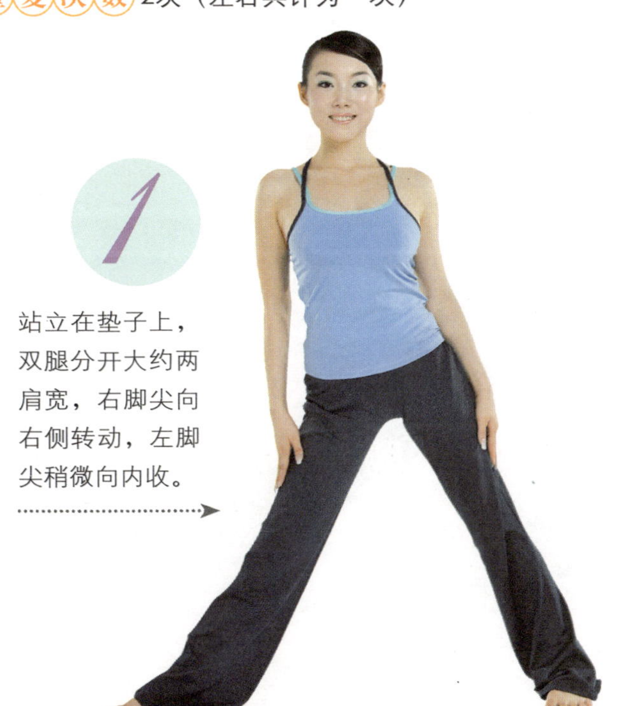

1

站立在垫子上，双腿分开大约两肩宽，右脚尖向右侧转动，左脚尖稍微向内收。

Keep30秒

右手与地面垂直！拉伸肩背肌肉。

2

深深吸气，呼气时，上身向右转动，左手握住右脚脚踝，右手向上伸展，与地面保持垂直。眼睛看向右手手指方向。保持以上姿势30秒，慢慢回到初始姿势。休息片刻开始另一侧练习。

温馨小提示

将上身扭转到最大限度，充分伸展背部肌肉。如果手握不住脚踝也不要紧，将手轻轻扶住小腿部位也可以。

门闩式

功效解析

1. 减少腰腹部的赘肉，塑造纤细的腰部和平坦的腹部。
2. 伸展脊柱，滋养脊柱神经，消除背部的僵硬。

重复次数 2次

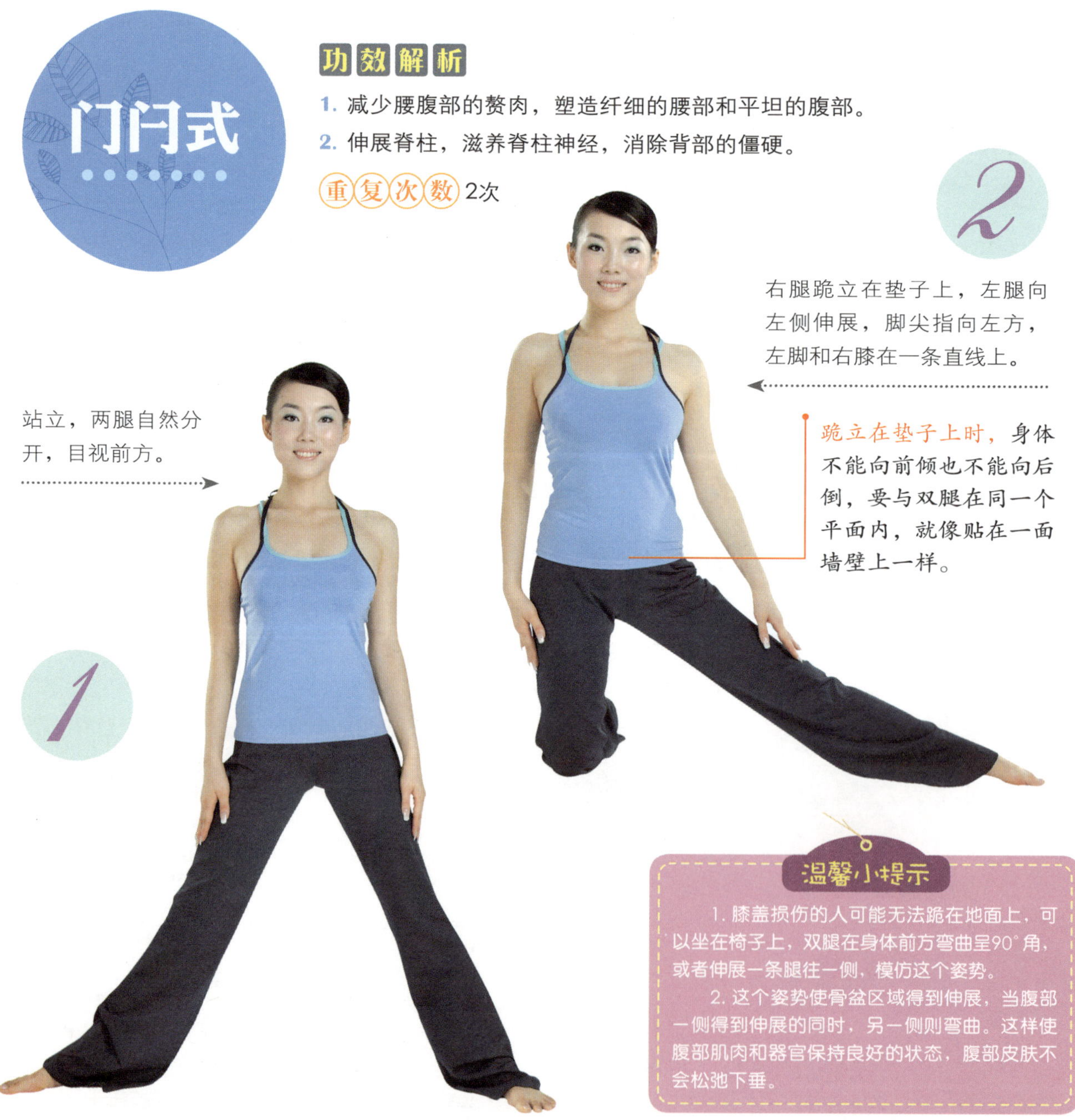

1 站立，两腿自然分开，目视前方。

2 右腿跪立在垫子上，左腿向左侧伸展，脚尖指向左方，左脚和右膝在一条直线上。

跪立在垫子上时，身体不能向前倾也不能向后倒，要与双腿在同一个平面内，就像贴在一面墙壁上一样。

温馨小提示

1. 膝盖损伤的人可能无法跪在地面上，可以坐在椅子上，双腿在身体前方弯曲呈90°角，或者伸展一条腿往一侧，模仿这个姿势。

2. 这个姿势使骨盆区域得到伸展，当腹部一侧得到伸展的同时，另一侧则弯曲。这样使腹部肌肉和器官保持良好的状态，腹部皮肤不会松弛下垂。

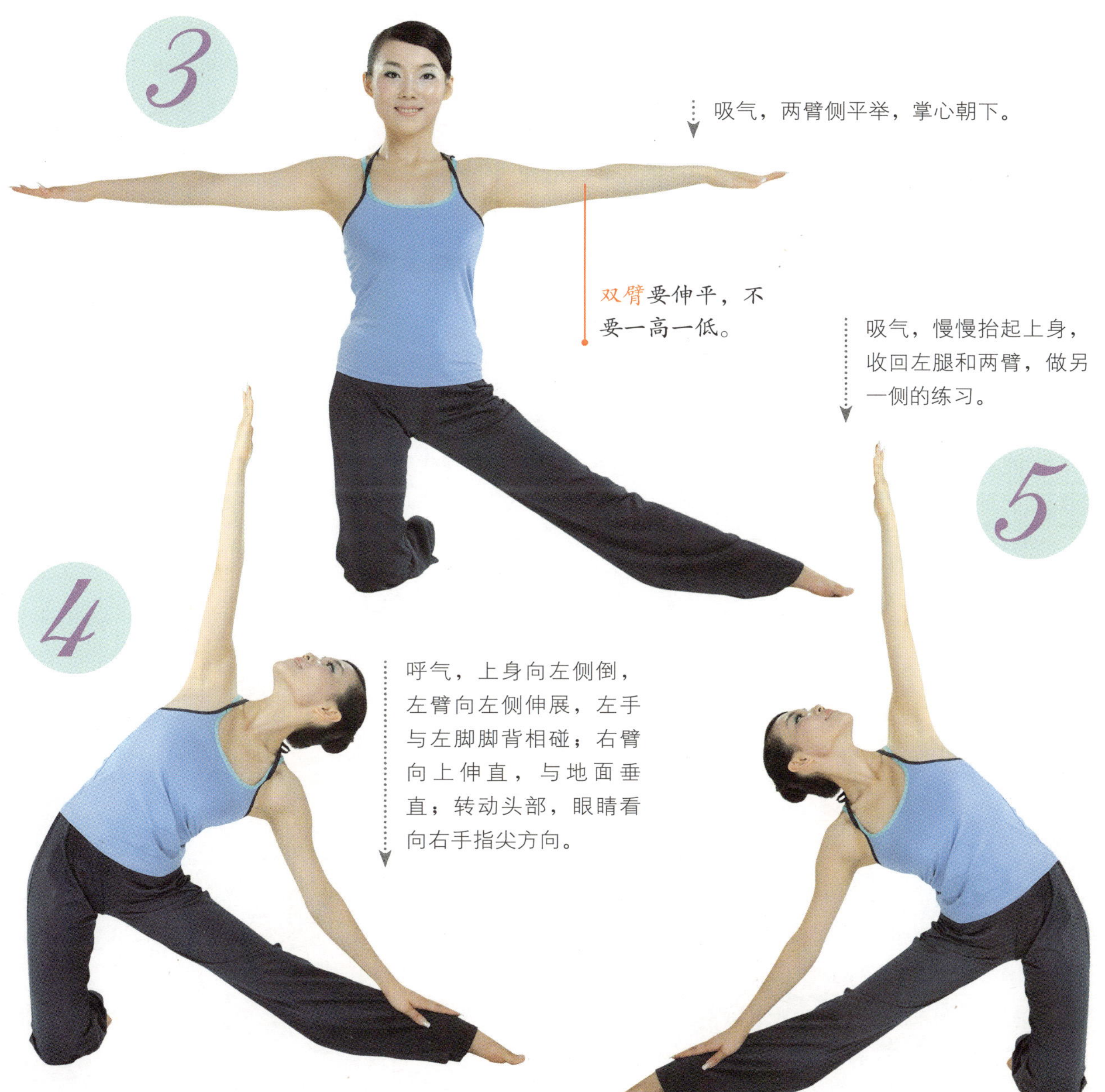

吸气，两臂侧平举，掌心朝下。

双臂要伸平，不要一高一低。

呼气，上身向左侧倒，左臂向左侧伸展，左手与左脚脚背相碰；右臂向上伸直，与地面垂直；转动头部，眼睛看向右手指尖方向。

吸气，慢慢抬起上身，收回左腿和两臂，做另一侧的练习。

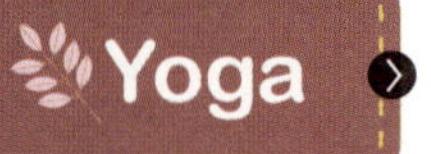

紧腹

长期静坐的人最容易腹部长肉，所以需要瑜伽来帮助收紧腹部。瑜伽中许多体式有挤压腹部、滋养腹内器官的作用，经常练习能消除腹部赘肉，恢复平坦结实的小腹。

猫伸展式

功效解析

1. 紧实腰腹部的肌肉，塑造结实健美的腰腹。
2. 使脊柱更有弹性，同时放松颈部和肩部。
3. 挤压腹部，能够促进腹部血液循环，滋养生殖器官。

重复次数 3次

跪立在垫子上，两腿分开与肩同宽，双手十指分开，撑于垫面，背部与地面保持平行。

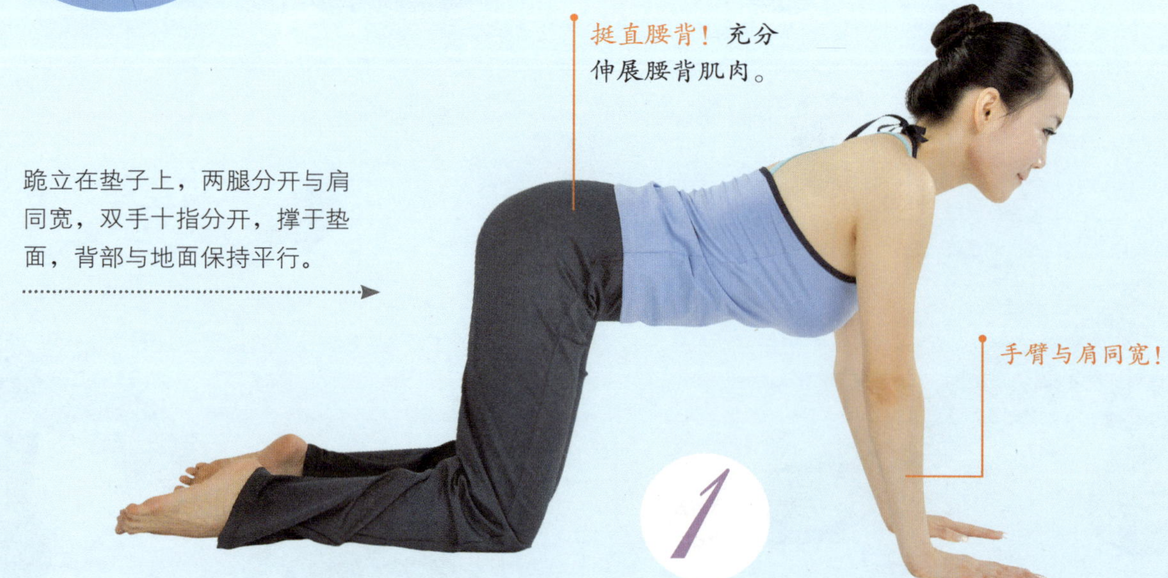

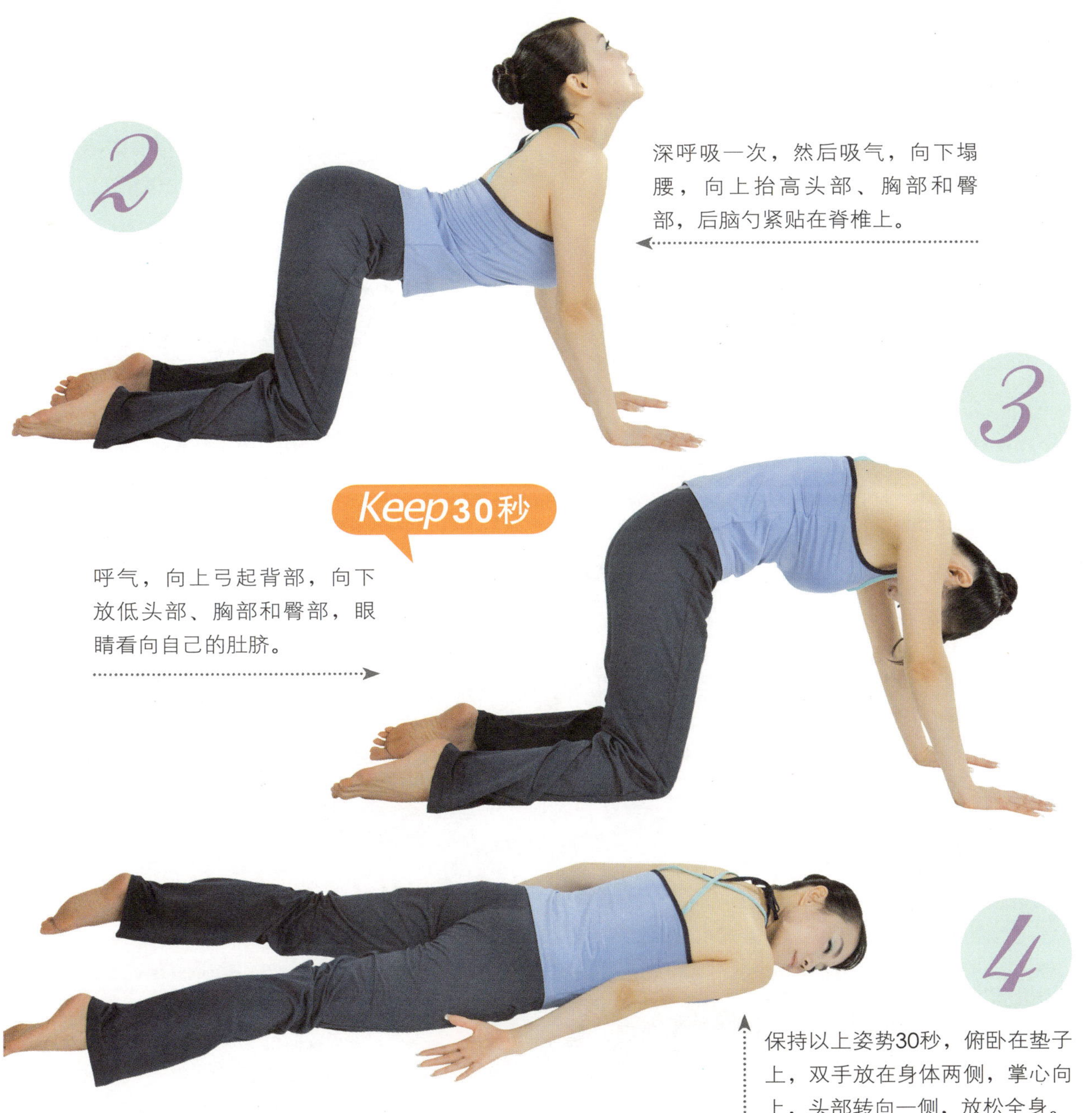

深呼吸一次，然后吸气，向下塌腰，向上抬高头部、胸部和臀部，后脑勺紧贴在脊椎上。

呼气，向上弓起背部，向下放低头部、胸部和臀部，眼睛看向自己的肚脐。

保持以上姿势30秒，俯卧在垫子上，双手放在身体两侧，掌心向上，头部转向一侧，放松全身。

船式

功效解析

1. 燃烧腰腹部的脂肪，使腰部越来越纤细，小腹越来越平坦。
2. 有调理神经系统的作用，能够缓解工作和生活中的压力，消除紧张情绪。

重复次数 3次

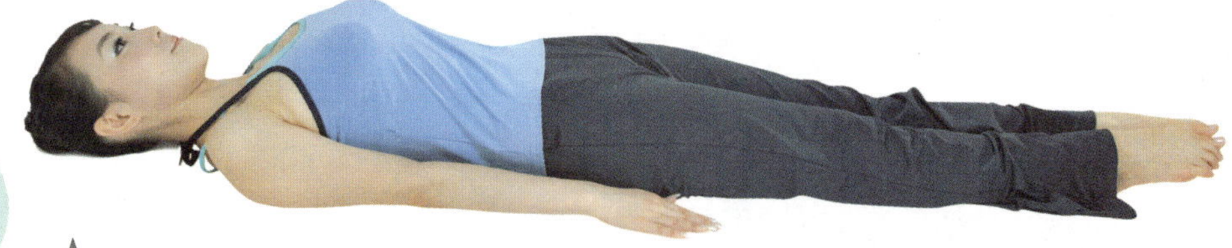

1 仰卧在垫子上，两腿并拢向前伸直，两臂放在身体两侧，身体成一条直线。

Keep 10~15秒

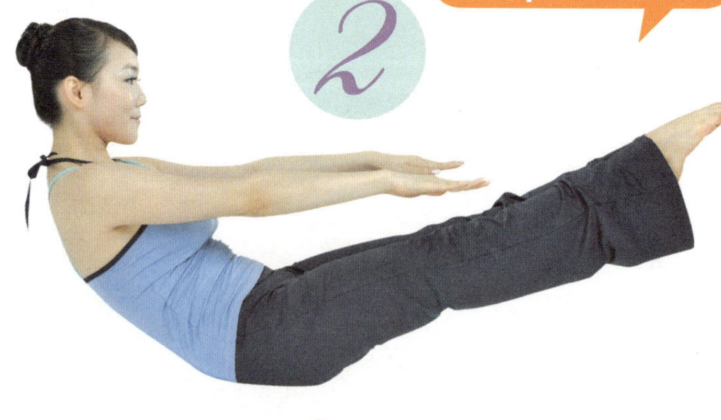

2 调整呼吸，吸气时，依靠腹部的力量抬起上半身和两腿，两臂向前平举，指尖指向脚的方向。眼睛看着双脚脚尖，用心去感受腹部的紧绷感。保持这个姿势10~15秒，慢慢放下身体，仰卧在垫子上，稍做休息。

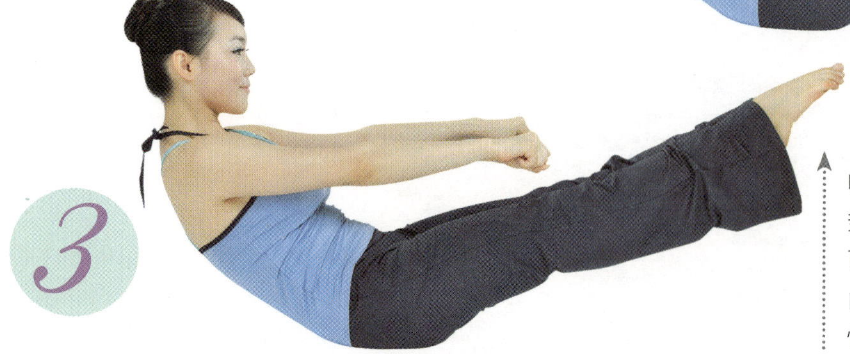

3 吸气，再次将上半身和双腿抬离垫子，只用臀部支撑全身重量。两臂向前伸直，双手握拳，拳心向下。保持这个姿势10~15秒，恢复到初始姿势，放松全身。

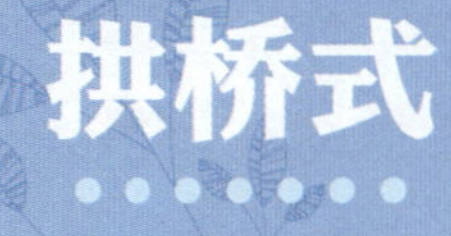

拱桥式

功效解析

1. 收紧腰腹部肌肉，塑造紧实的细腰和平坦的腹部。
2. 收紧臀部肌肉，塑造紧翘饱满的双臀。

重复次数 3次

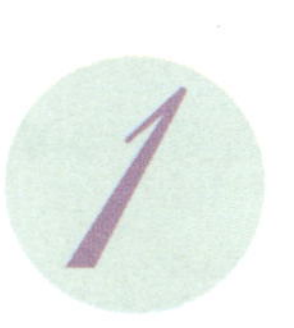

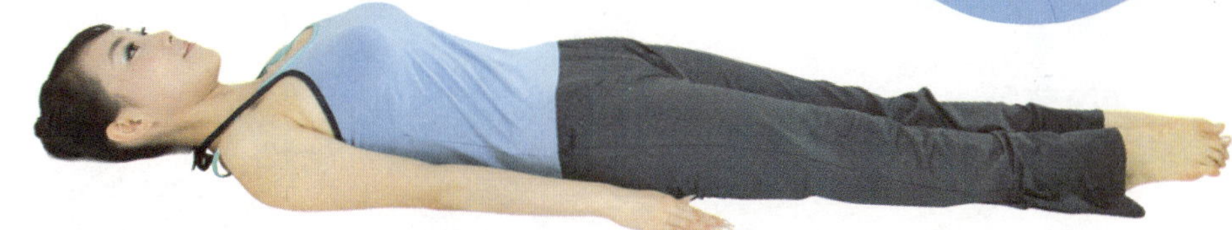

仰卧在垫子上，双腿并拢伸直，双臂放在身体两侧，掌心朝下，均匀呼吸。

吸气，弯曲双膝，双手拉动双脚，让脚跟靠近臀部。

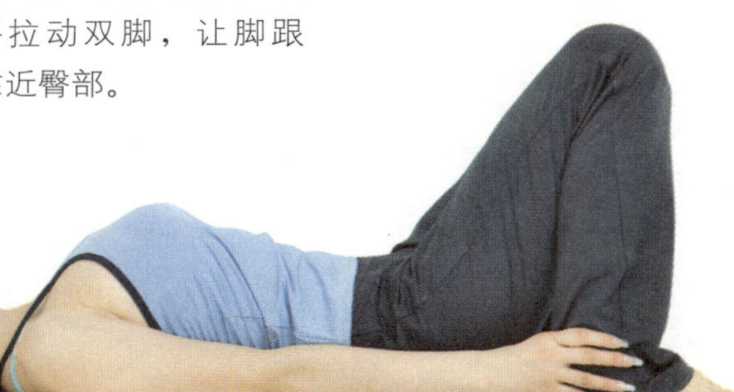

温馨小提示

臀部和腰腹部向上抬高时，一定要尽量收紧腰腹部和臀部肌肉，才能发挥应有的功效。

Keep30秒

呼气，腰背部和臀部慢慢抬离垫子，收紧腹部和臀部肌肉30秒左右，慢慢让腰腹部和臀部落回到垫子上，伸直双腿，放松全身。

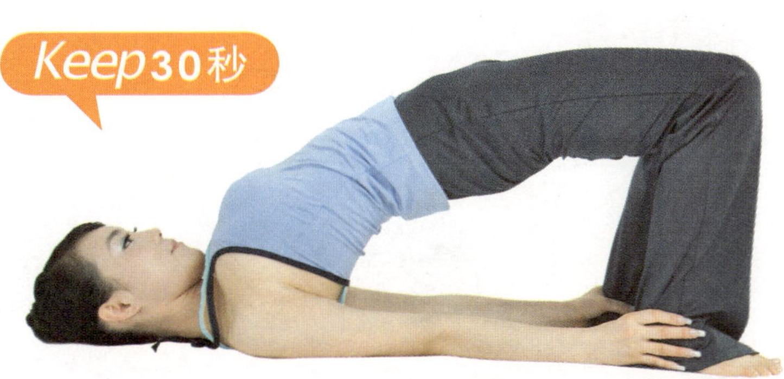

上伸腿式

功效解析

1. 有助于强健腹肌和腰肌，消除腰腹部的赘肉，让腰腹部更加结实健美。
2. 能够促进下半身的血液循环，提高身体功能，减轻身体的疲劳感。

重复次数 3次

仰卧在垫子上，双腿并拢向前伸直，双手贴于身体两侧，掌心向下。

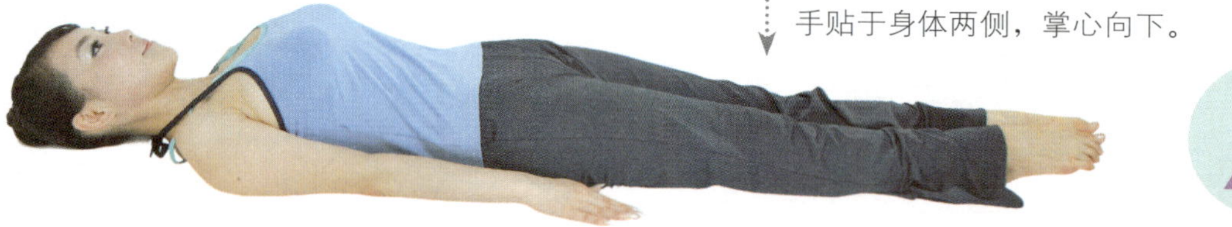

1

双手撑住垫面，绷直脚尖，慢慢抬高双腿，与地面成30°角。保持这个姿势20秒左右，继续向上抬高双腿，与地面成60°角，保持20秒左右，再次抬高双腿，与地面成90°角。

Keep 20秒

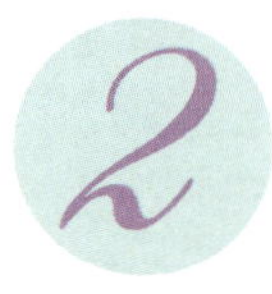

慢慢放下双腿，与地面成60°角。保持这个姿势20秒左右，继续向下放低双腿，与地面成30°角。然后让双腿缓慢地落回垫面，用双手轻轻地揉一揉腹部，放松全身。

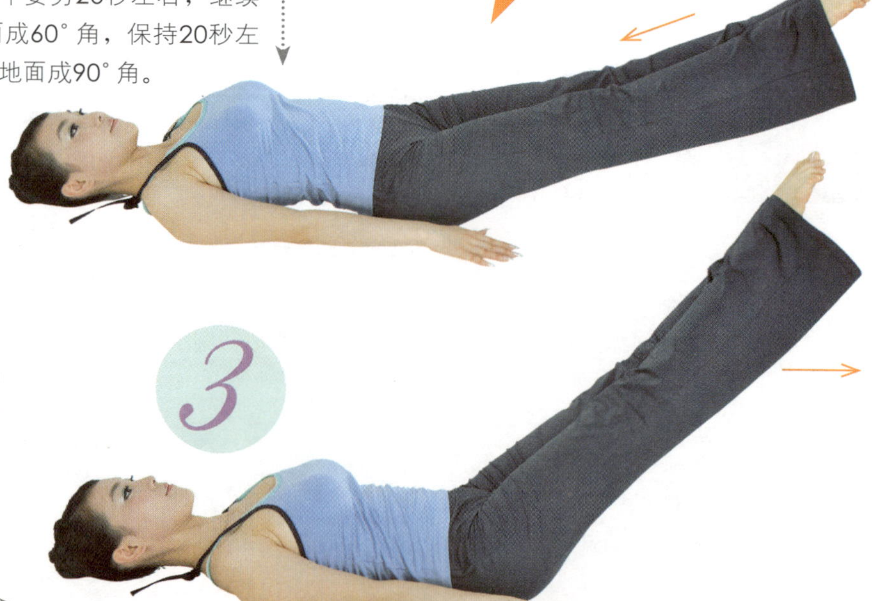

3

弓式

功效解析

消除腹部脂肪，美化背部及腰部曲线，达到瘦身功效。

重复次数 3次

1

俯卧于垫子上，双手放在身体两侧，双脚并拢，保持正常呼吸。

2

自膝盖处向上弯曲双腿，脚跟接近臀部，双手向后侧伸展，分别抓住双脚。

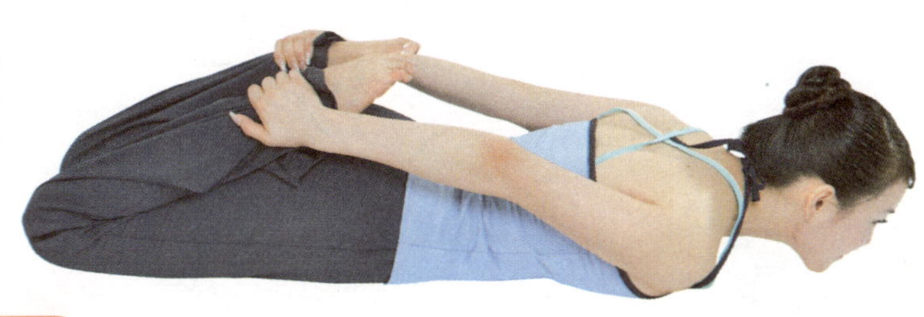

3

吸气，用力向后拉动双腿，慢慢拉到力所能及的最大限度，使胸部、颈部、头部、大腿都抬离地面，全身重量集中在腹部。屏住呼吸10秒钟。呼吸，同时将全身放回地面，放松全身。

Keep 10秒

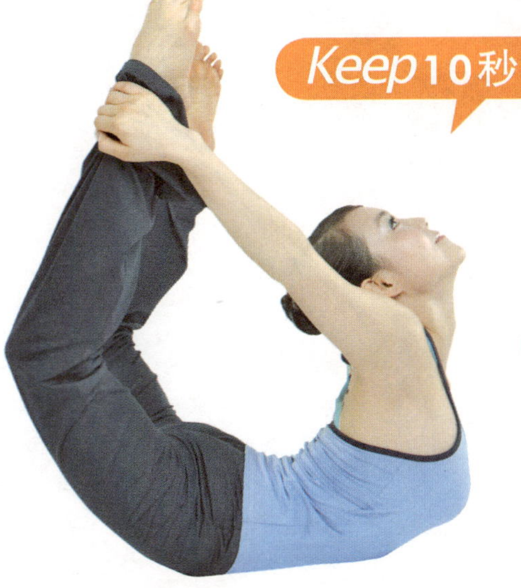

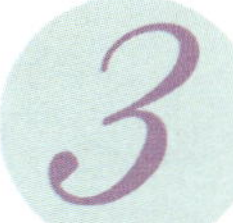

温馨小提示

练习此动作时，一定不要用力过猛，拉伸后背时要尽量柔和、缓慢，不然容易拉伤腰部。

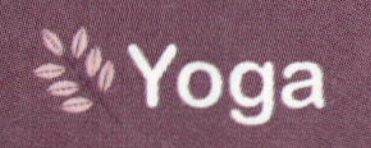

提臀

“S”形身材除了要有丰盈的胸部外，还包括弹性十足的翘臀。瑜伽中有些体式能加强臀部两侧的肌肉锻炼，改善臀部松弛、下垂现象，使臀部变得紧绷、有弹性。

虎式

功效解析

1. 能够减少臀部赘肉，使臀部向上翘，塑造优美的臀形。
2. 有助于减少腰腹部和大腿上的脂肪，具有较好的减肥功效。

重复次数 2次

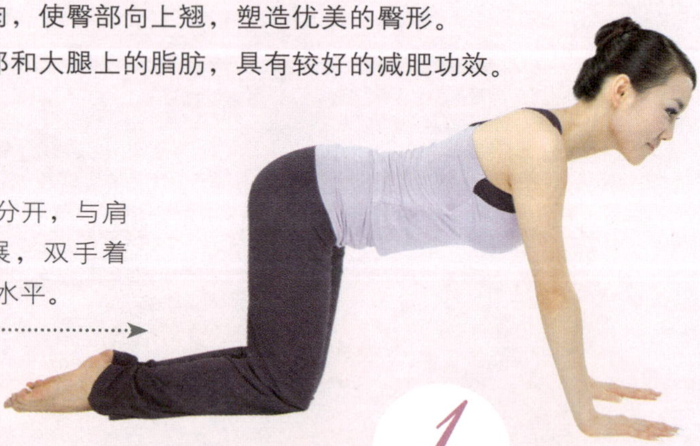

1

跪立在垫子上，双腿分开，与肩同宽，双臂向前伸展，双手着地，身体与地面保持水平。

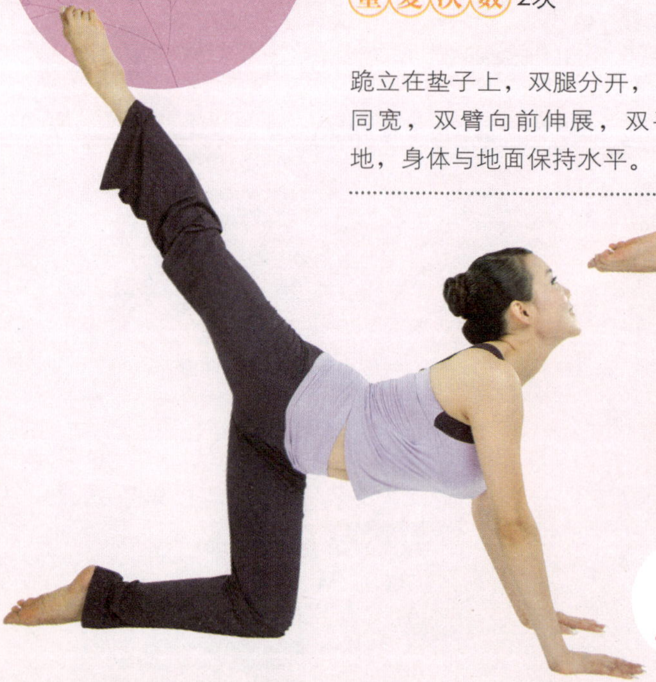

Keep 20秒

2

吸气，右腿尽量向后上方抬高。下巴向上抬高，眼睛看向天花板，保持均匀呼吸。

Keep20秒

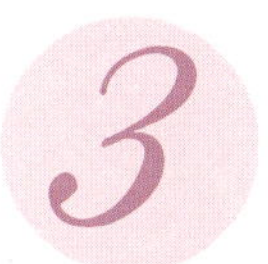

保持以上姿势20秒后，吸气，弯曲右膝，右腿贴近前腹，下巴靠近右膝盖，均匀呼吸。

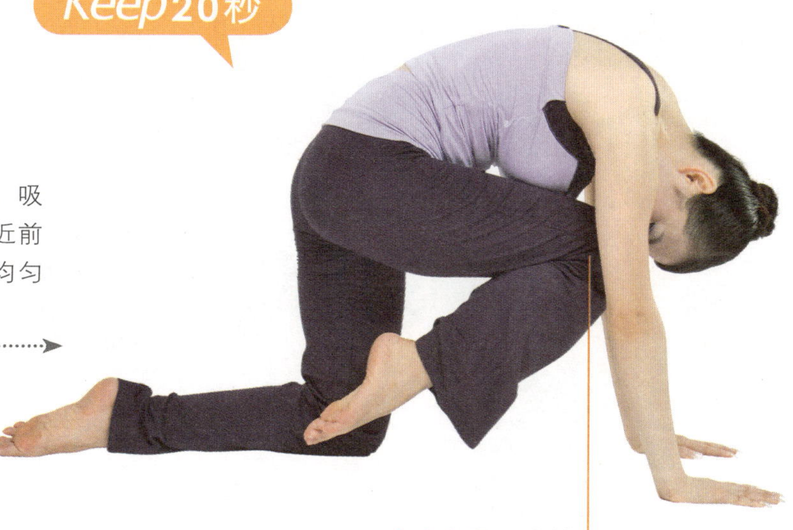

弯曲右腿！收紧臀部肌肉。

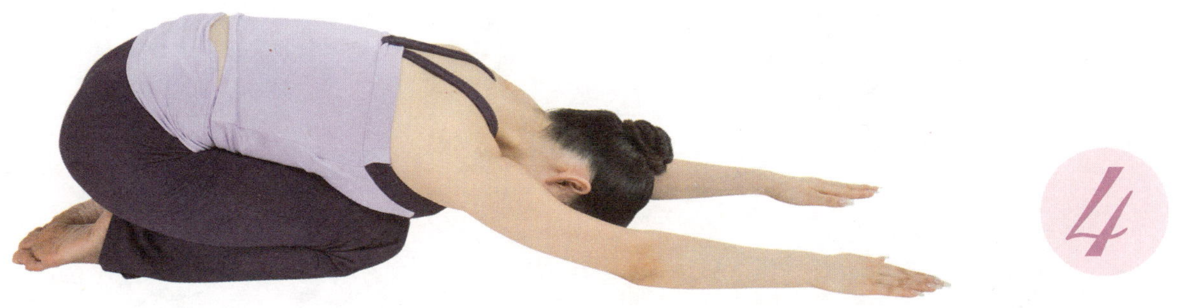

4

保持以上姿势20秒后，回到初始姿势，臀部坐到脚跟上，向下俯身，让上身贴近腹部，额头贴近垫面，双臂向前伸直，放松全身。

温馨小提示

做这个姿势要绷直脚尖，收紧臀部肌肉。向上抬腿时，背部要挺直；向下收腿时，则要弓背。

后抬腿式

功效解析

1. 有助于收紧臀部肌肉，减少臀部赘肉，塑造玲珑紧翘的臀形。
2. 拉伸腿部线条，塑造纤细的美腿。

重复次数 2次

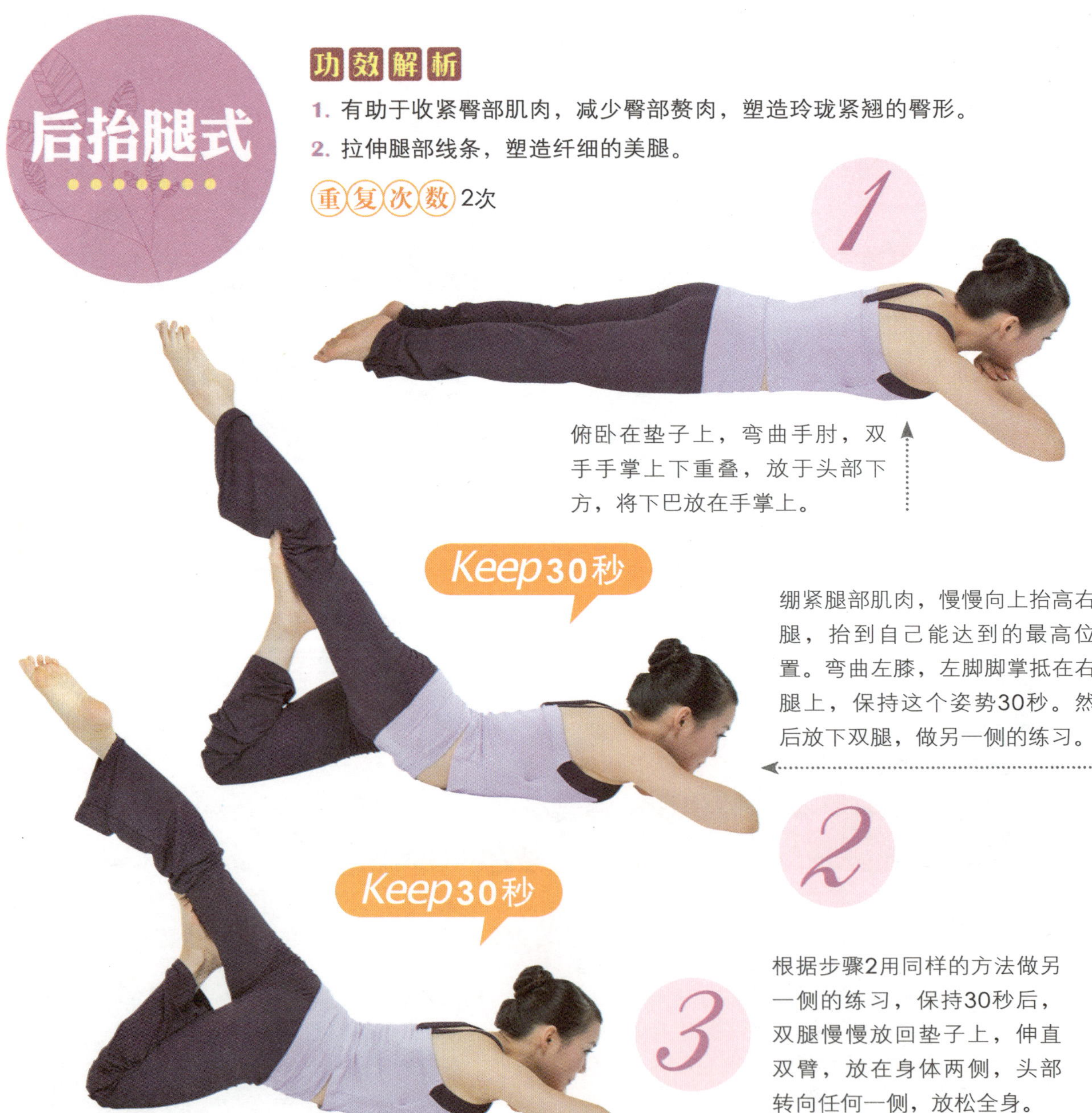

1 俯卧在垫子上，弯曲手肘，双手手掌上下重叠，放于头部下方，将下巴放在手掌上。

2 绷紧腿部肌肉，慢慢向上抬高右腿，抬到自己能达到的最高位置。弯曲左膝，左脚脚掌抵在右腿上，保持这个姿势30秒。然后放下双腿，做另一侧的练习。

3 根据步骤2用同样的方法做另一侧的练习，保持30秒后，双腿慢慢放回垫子上，伸直双臂，放在身体两侧，头部转向任何一侧，放松全身。

半蝗虫式

功效解析

1. 减少臀部赘肉，提升臀部曲线，打造饱满的小翘臀。
2. 既收缩了腹肌，又锻炼了整个背部肌肉群，有助于增强全身的柔韧性。

重复次数 2次

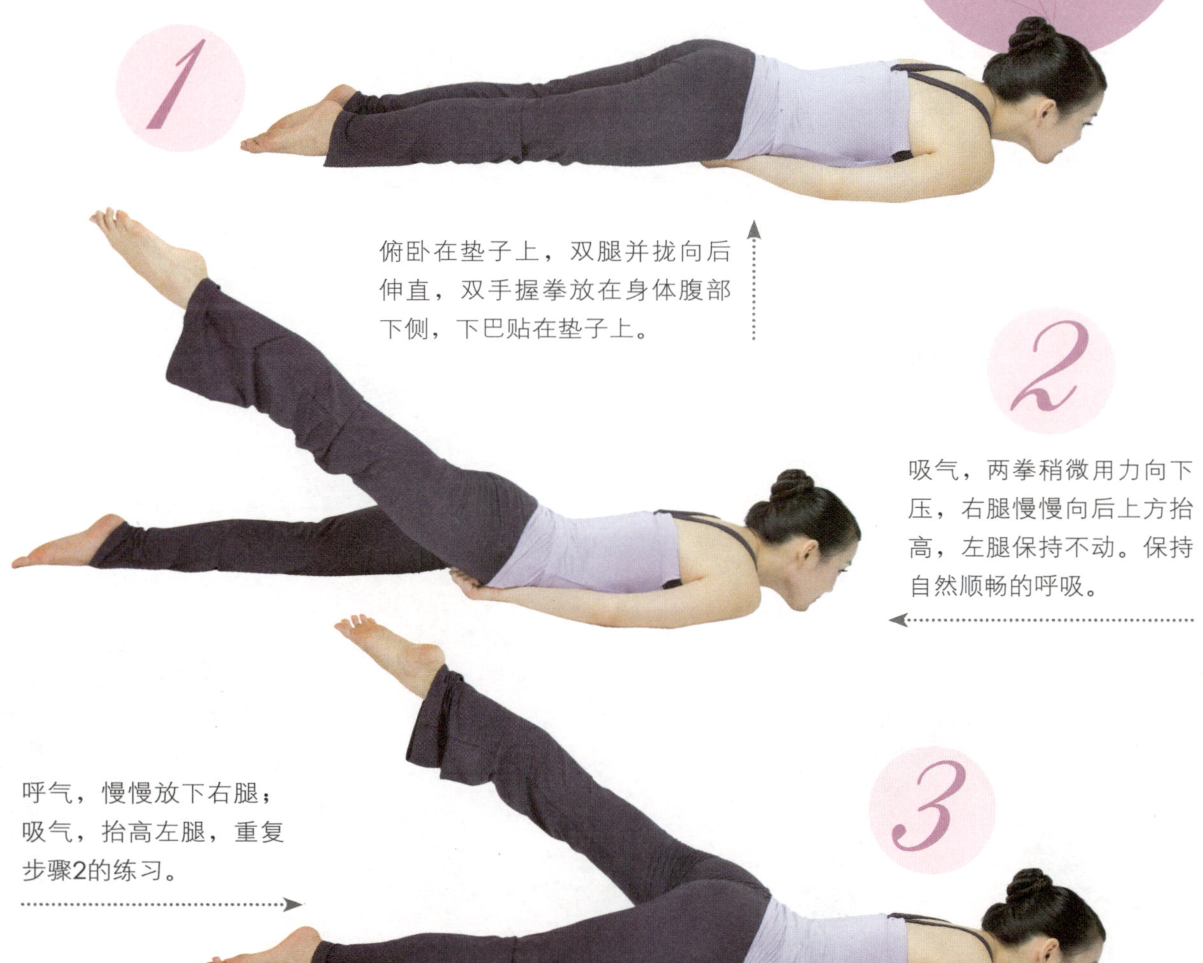

1 俯卧在垫子上，双腿并拢向后伸直，双手握拳放在身体腹部下侧，下巴贴在垫子上。

2 吸气，两拳稍微用力向下压，右腿慢慢向后上方抬高，左腿保持不动。保持自然顺畅的呼吸。

3 呼气，慢慢放下右腿；吸气，抬高左腿，重复步骤2的练习。

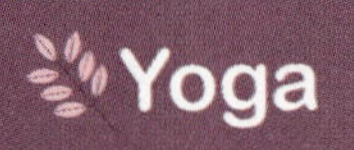

美腿

修长的双腿能为美丽加分，瑜伽中有些体式能着重锻炼双腿，帮助消除腿部水肿，减少腿部赘肉，纠正不良腿形，修饰双腿曲线，还能预防腿部抽筋。

战士第三式

功效解析

1. 锻炼双腿，拉伸腿部肌肉，使双腿更加纤长。
2. 收紧有些松弛的小腹，消除腹部多余的脂肪，塑造平坦的小腹。
3. 有助于增强身体平衡感。

重复次数 双腿轮换，重复3次

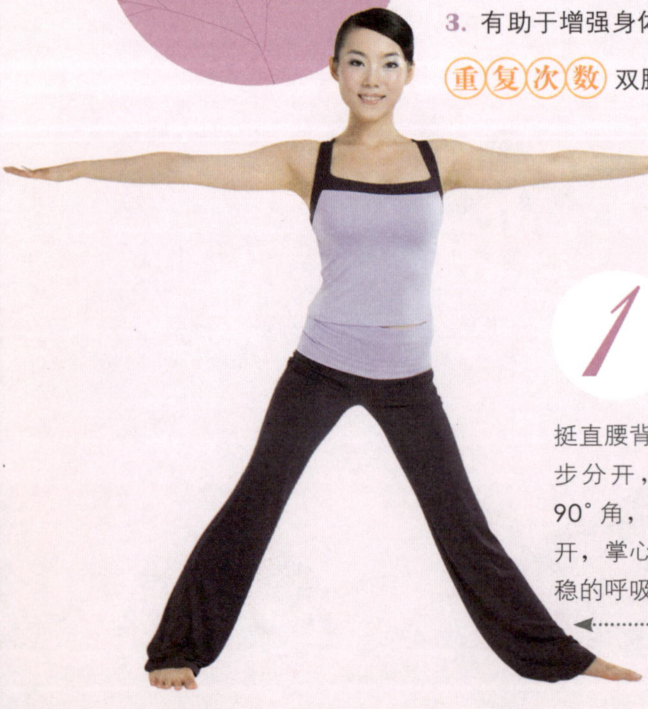

1

挺直腰背站立，双脚大步分开，左脚向左转90°角，双臂向两侧展开，掌心向下，保持平稳的呼吸。

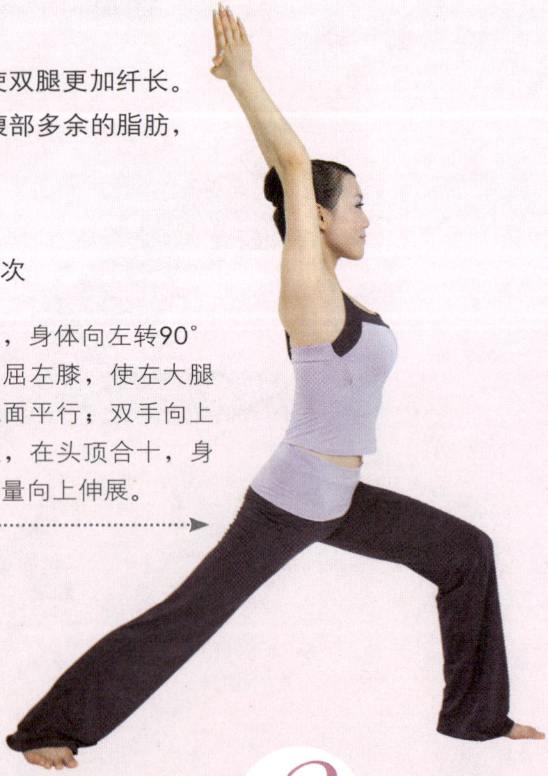

2

吸气，身体向左转90°角，屈左膝，使左大腿与地面平行；双手向上伸展，在头顶合十，身体尽量向上伸展。

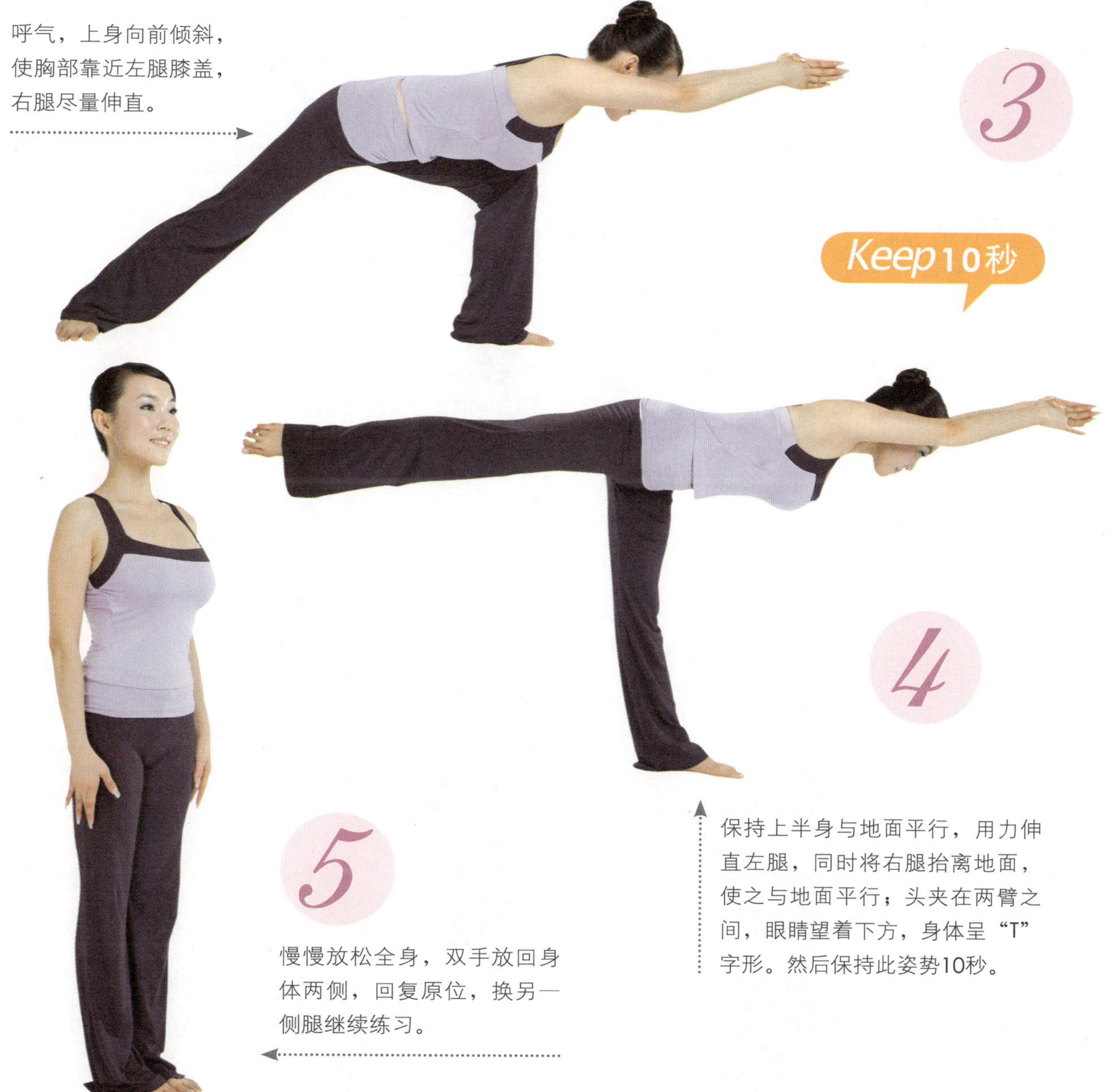

呼气，上身向前倾斜，使胸部靠近左腿膝盖，右腿尽量伸直。

保持上半身与地面平行，用力伸直左腿，同时将右腿抬离地面，使之与地面平行；头夹在两臂之间，眼睛望着下方，身体呈“T”字形。然后保持此姿势10秒。

慢慢放松全身，双手放回身体两侧，回复原位，换另一侧腿继续练习。

幻椅式

功效解析

1. 强健双腿，减少腿部脂肪，消除腿部肿胀，使双腿更加修长。
2. 拉伸腰背部和手臂，使身姿显得更加挺拔。
3. 增强身体平衡力，有助于矫正不良体态，使体形更加优美。

重复次数 3次

伸展双臂！双臂尽量向上伸展，拉伸背部和手臂的肌肉。

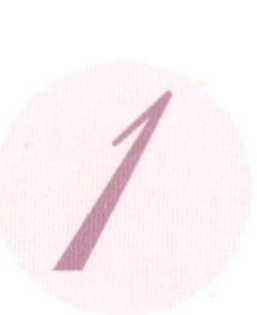

自然站立在垫子上，双腿并拢。双臂向上伸展，双手在头顶上方合十，食指指向天空，其余四指交握在一起。

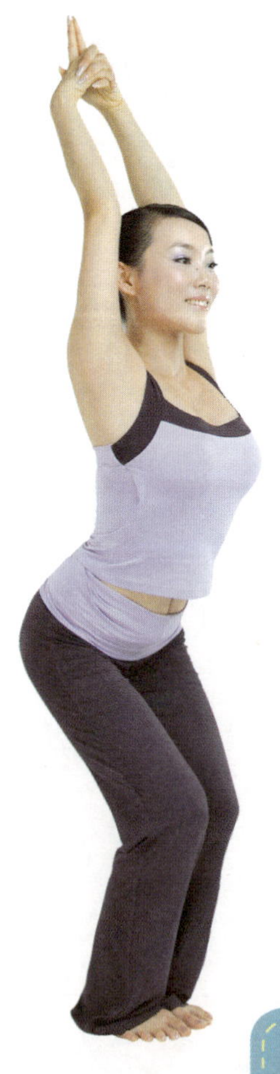

Keep 30秒

吸气，手臂带动身体向上伸展。呼气，弯曲双膝，慢慢向下蹲，感觉自己就像坐在一把椅子上。然后均匀地呼吸，保持以上姿势30秒，慢慢起身，双臂垂落于身体两侧。

温馨小提示

双臂尽量向上伸展，背部要挺直，不能弓背，想象自己的身姿越来越挺拔。

踮脚蹲式

功效解析

1. 充分拉伸小腿部的肌肉，塑造纤细的小腿，还能消除小腿肿胀。
2. 增强膝盖、脚踝和脚趾的力量，提高身体平衡力。

重复次数 6次

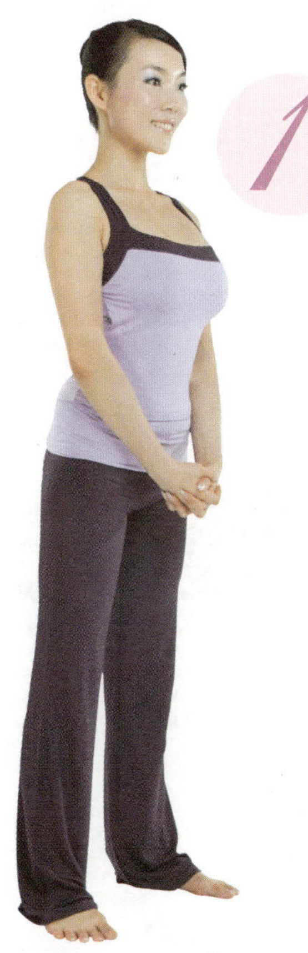

1

双脚分开，与肩同宽，站立在垫子上，双手在体前相握。

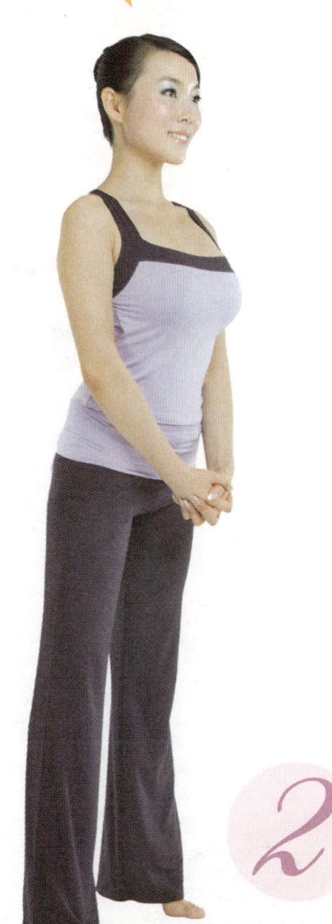

Keep 15秒

2

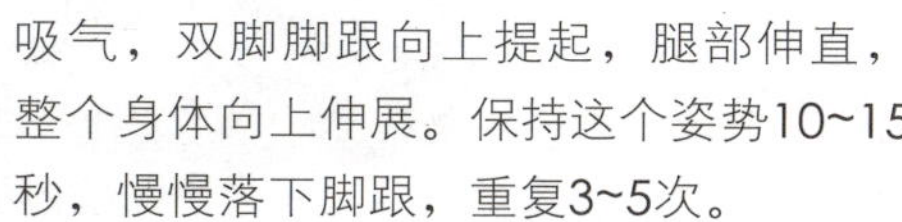

吸气，双脚脚跟向上提起，腿部伸直，整个身体向上伸展。保持这个姿势10~15秒，慢慢落下脚跟，重复3~5次。

Keep 10~15秒

3

吸气，双脚脚跟上提，弯曲双膝，大腿与地面成45°角，保持10~15秒，伸直双腿，脚跟不要落下，身体向上伸展；呼气，弯曲双膝。重复3~5次，慢慢放下脚跟，双脚并拢，松开双手。

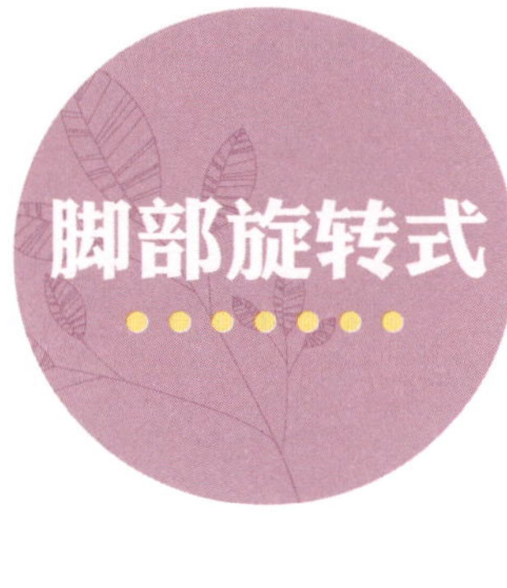

功效解析

灵活踝关节，放松双脚，促进脚部血液循环。

重复次数 双脚一直旋转，直到感觉酸痛为止。

1

坐在垫子上，挺直腰背部，两腿并拢向前伸直，两脚脚尖向下压，尽量绷直脚背。两臂自然垂放在身体两侧，手指触地。

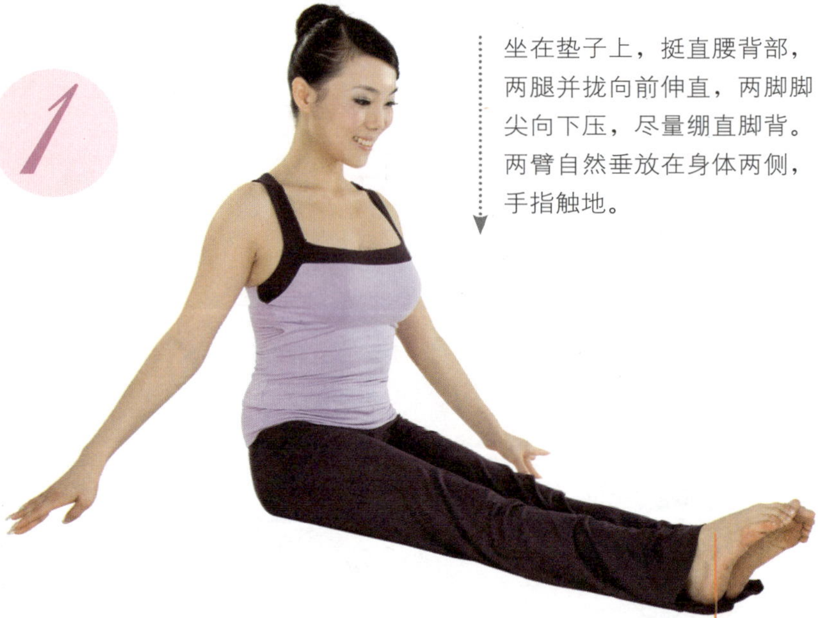

两腿伸直！拉伸腿部的肌肉。

2

调整呼吸，用力勾脚尖，尽量弯曲踝关节，使脚尖指向天空，双眼注视双脚。

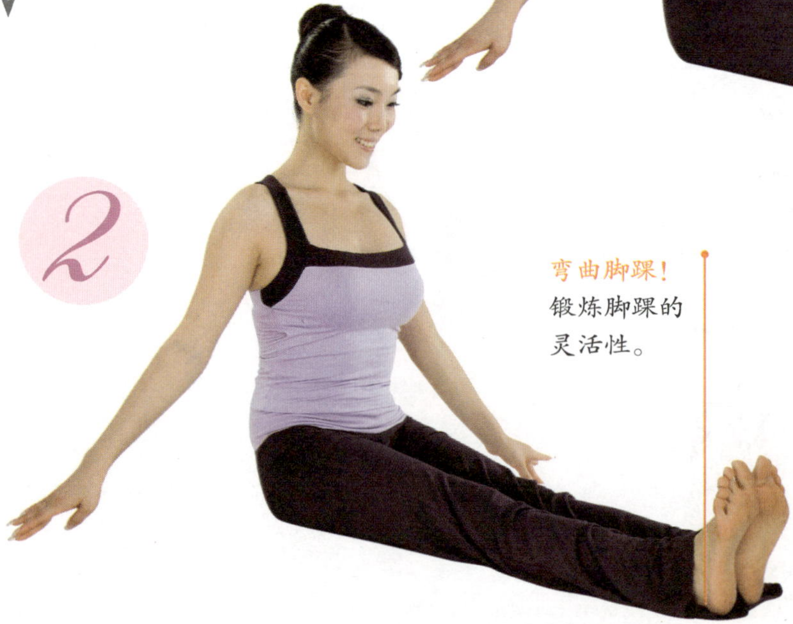

弯曲脚踝！锻炼脚踝的灵活性。

温馨小提示

1. 适当地按摩胯部的器官，滋养内脏。

2. 促进下半身血液循环，消除脚部和腰部赘肉，令线条更美。

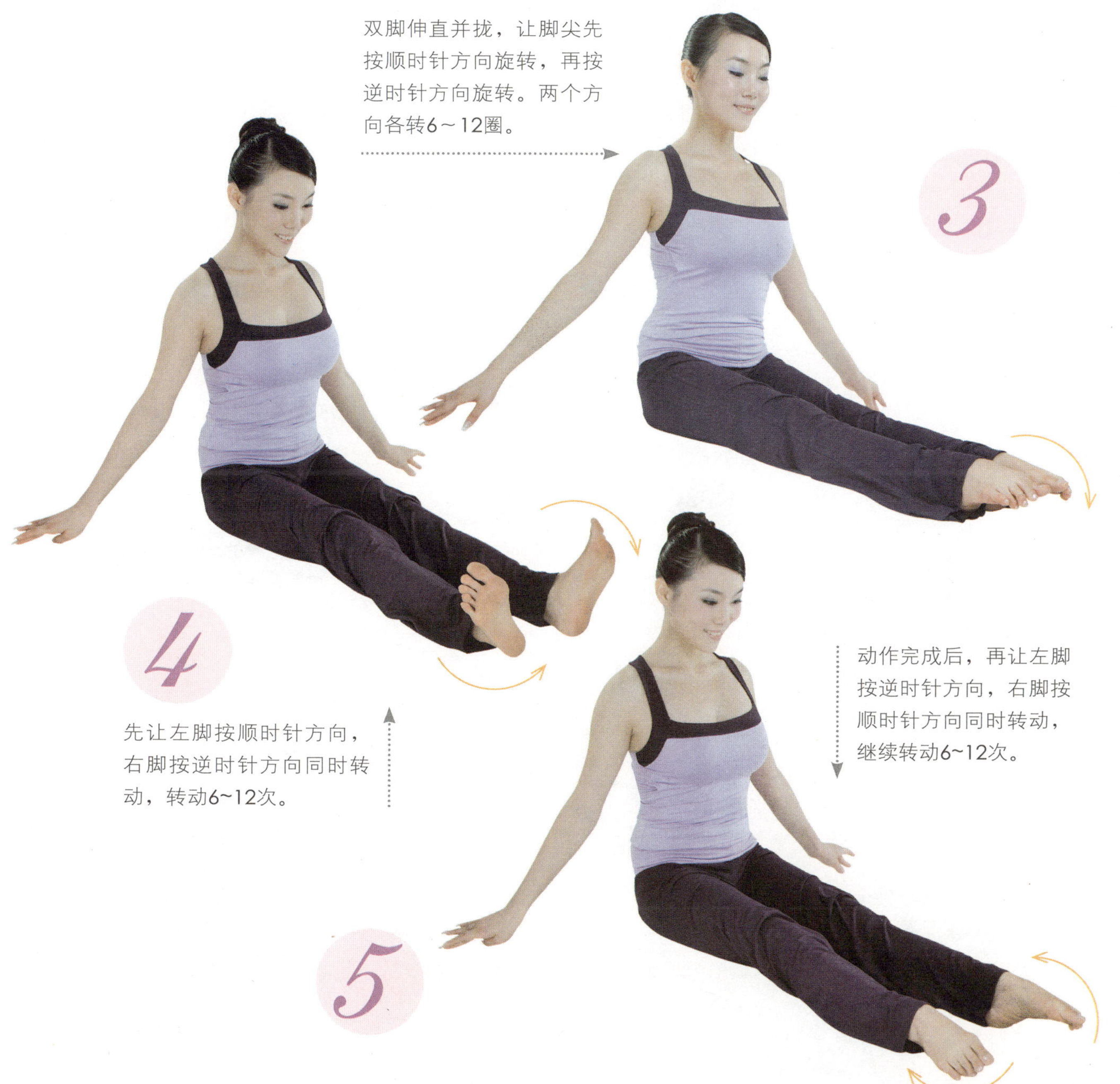

双脚伸直并拢，让脚尖先按顺时针方向旋转，再按逆时针方向旋转。两个方向各转6～12圈。

先让左脚按顺时针方向，右脚按逆时针方向同时转动，转动6~12次。

动作完成后，再让左脚按逆时针方向，右脚按顺时针方向同时转动，继续转动6~12次。

顶峰式

功效解析

1. 充分拉伸腿部肌肉和韧带，使双腿健美而纤长。
2. 血液倒流，滋养面部，有嫩肤养颜的功效。
3. 拉伸了双脚脚踝和跟腱部位，能够消除脚跟的疼痛和僵硬感。

重复次数 3次

1 跪立在垫子上，双手撑于垫面，两手之间的距离与肩同宽。

2 吸气，双腿向后伸直，脚跟踩在垫子上，臀部向上抬高。

3 尽量用额头去触碰垫面，眼睛看向双脚，保持均匀的呼吸。

温馨小提示

1. 双脚脚跟一定要踩在垫子上，不能抬起来，这样才能充分拉伸小腿肌肉。

2. 患有高血压和眩晕症的人最好不要练习这个姿势。

球上三角伸展式

功效解析

1. 练习地面三角伸展式时，初学者容易肩膀向下倾斜，不能很好地锻炼到身体两侧，加入瑜伽球后，能较好地避免此问题，达到练习效果。
2. 调整腿形和体形，使身材更具曲线美。

重复次数 双腿轮换，重复2次

1 挺直腰背站立，双脚分开两肩宽，将球放在双腿内侧下方，右脚向外转90°角，双臂向两侧平举。

2 吸气，身体向右倾斜，右手滑向右脚踝，左手向上伸展，手指指向天空，双眼望向左手方向，感觉到侧腰被拉伸。

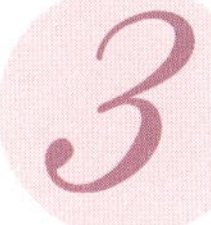

3 保持此姿势30秒，调整呼吸，换另一侧重复练习。

踩单车式

功效解析

有效锻炼大腿两侧的肌肉，如同踩单车一样能消耗全身热量，还能重塑大腿线条。

重复次数 6次

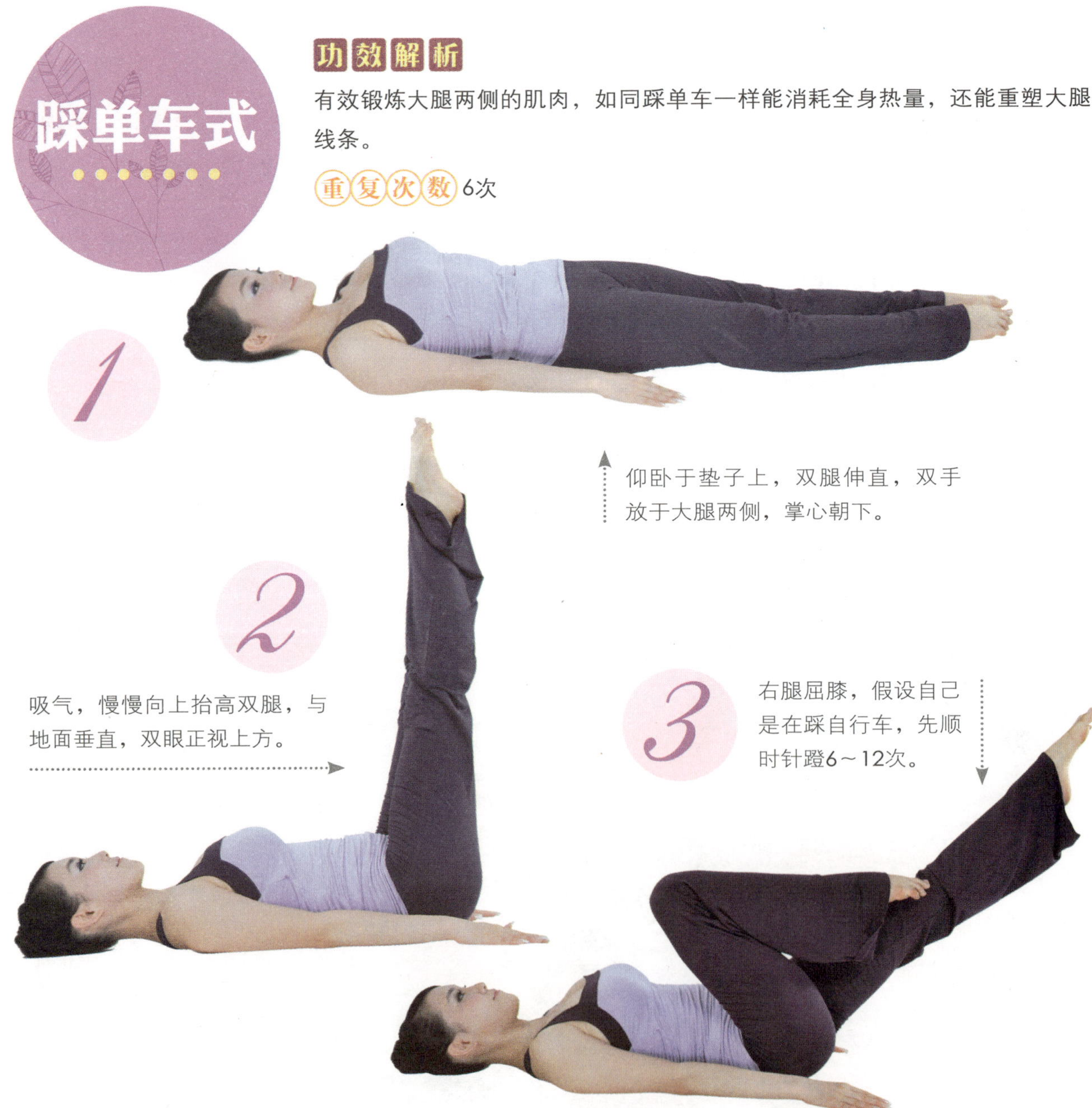

1 仰卧于垫子上，双腿伸直，双手放于大腿两侧，掌心朝下。

2 吸气，慢慢向上抬高双腿，与地面垂直，双眼正视上方。

3 右腿屈膝，假设自己是在踩自行车，先顺时针蹬6～12次。

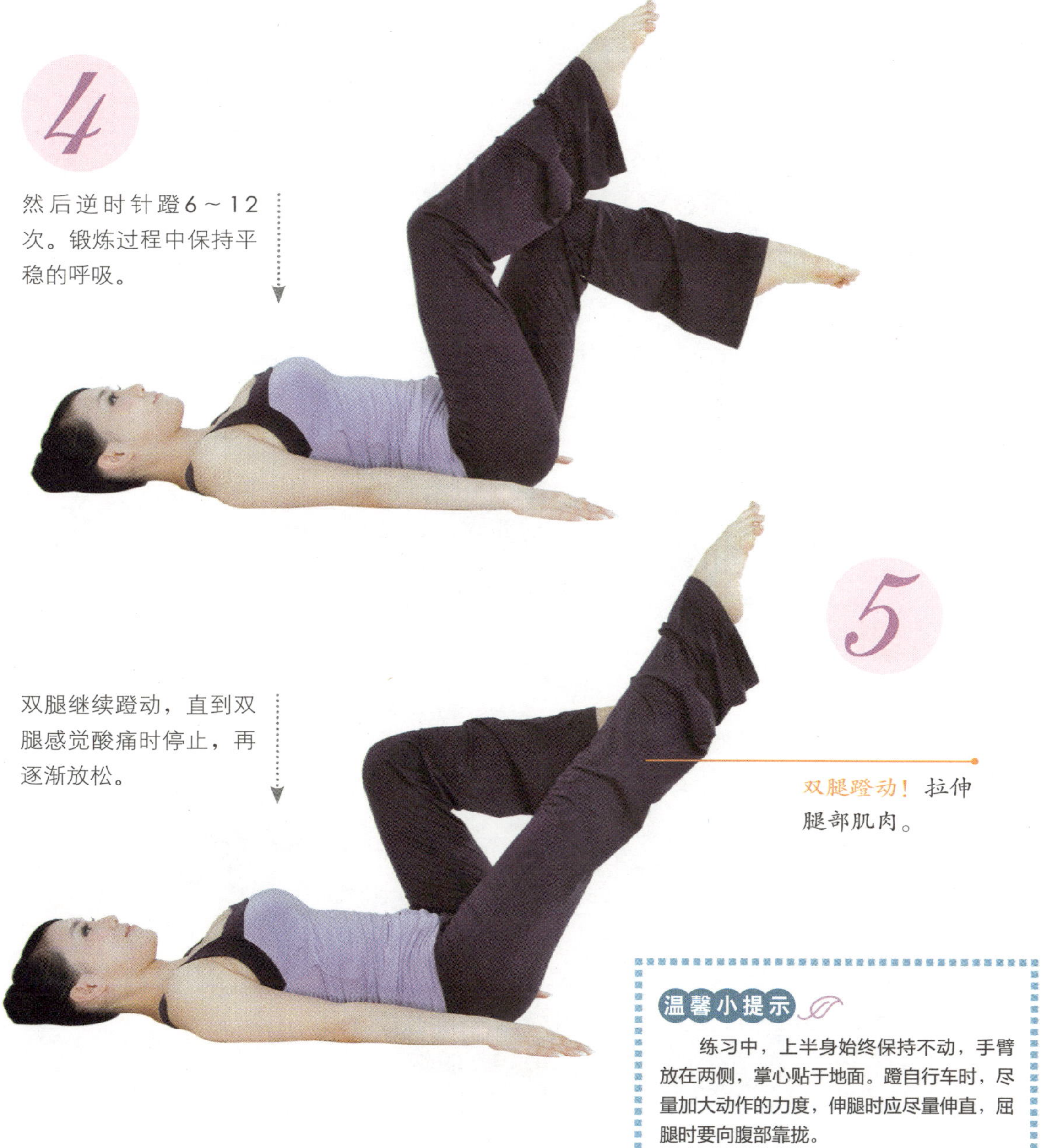

4

然后逆时针蹬6～12次。锻炼过程中保持平稳的呼吸。

5

双腿继续蹬动，直到双腿感觉酸痛时停止，再逐渐放松。

双腿蹬动！拉伸腿部肌肉。

温馨小提示

练习中，上半身始终保持不动，手臂放在两侧，掌心贴于地面。蹬自行车时，尽量加大动作的力度，伸腿时应尽量伸直，屈腿时要向腹部靠拢。

剪刀式

功效解析

1. 锻炼大腿内侧的肌肉，塑造优美的腿部线条。
2. 增强腰部力量和腹部弹性。

重复次数 8次

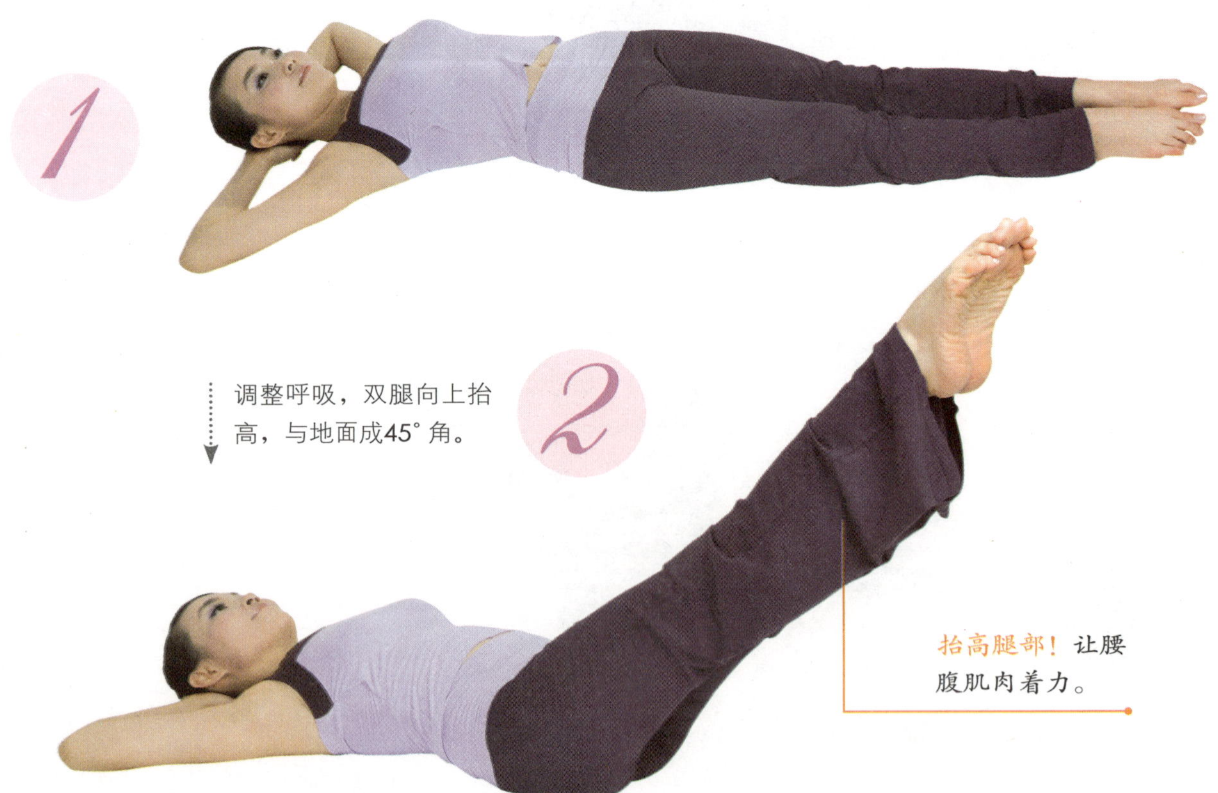

1 仰卧于垫子上，双腿并拢伸直，双手在胸前交叉，然后抱头。

2 调整呼吸，双腿向上抬高，与地面成45°角。

抬高腿部！让腰腹肌肉着力。

吸气，双腿向两侧打开，呈“V”字形。呼气，用腰部的力量控制双腿的姿势，然后慢慢并拢。

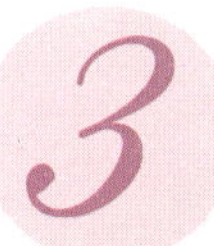

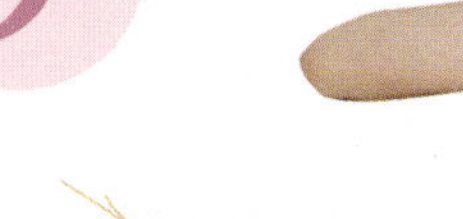

温馨小提示

初学者在练习的过程中，双腿张开的幅度不宜过大，以感觉到舒适为度，循序渐进地逐渐张大幅度。

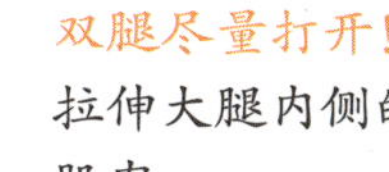

双腿尽量打开！

拉伸大腿内侧的肌肉。

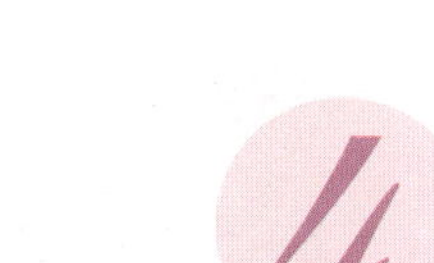

吸气，双腿向两侧打开，幅度更大，感觉到大腿内侧被拉伸，上半身保持不动。呼气，双腿慢慢并拢，然后全身放松，双腿回复原位。

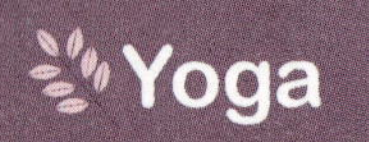

修长身材

身体比例对曲线美的影响很大，坚持瑜伽体式训练，配合独特的瑜伽呼吸法和冥想，能使身体各部位得到协调，优化身体比例，打造整体优美曲线。

树式

功效解析

1. 伸展全身，纠正含胸驼背的不良习惯，使人姿态优雅、挺拔。
2. 能增强大小腿的力量，提高身体平衡能力。
3. 能够锻炼全身各个关节，促进关节部位的血液循环，使人体关节逐渐强化。
4. 有助于提高专注能力。

重复次数 左右腿各4次

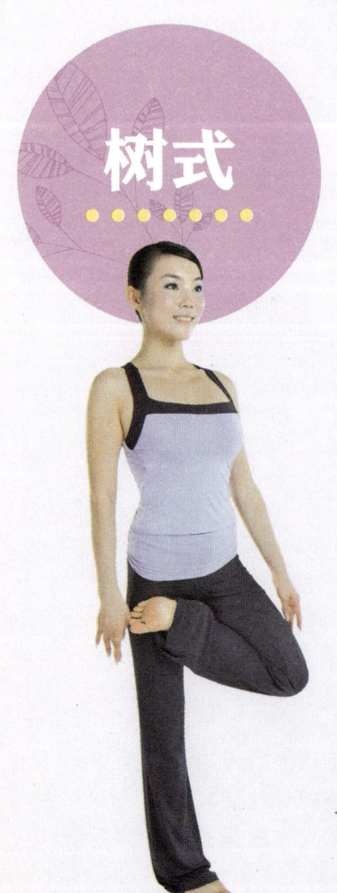

1 站立在垫子上，弯曲左膝，将左脚跟放在右大腿上，左脚脚心朝外。将身体重心放在右脚上，右脚紧紧抓住垫面，保持身体平衡。

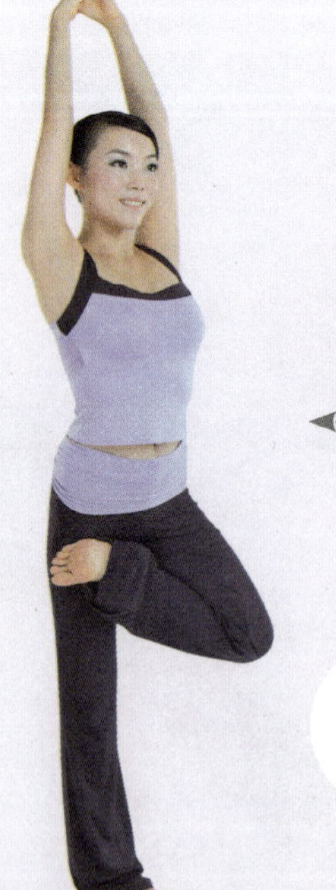

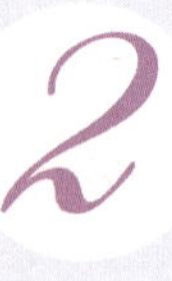

2 双臂从身体两侧向头顶上方伸展，双手合十，指尖指向天空。

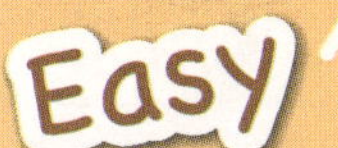

降低难度

如果将一只脚放在另一条腿的大腿上方感觉很累，可以尝试将一只脚的脚心贴在另一条腿的大腿内侧，这样做起来相对轻松些。

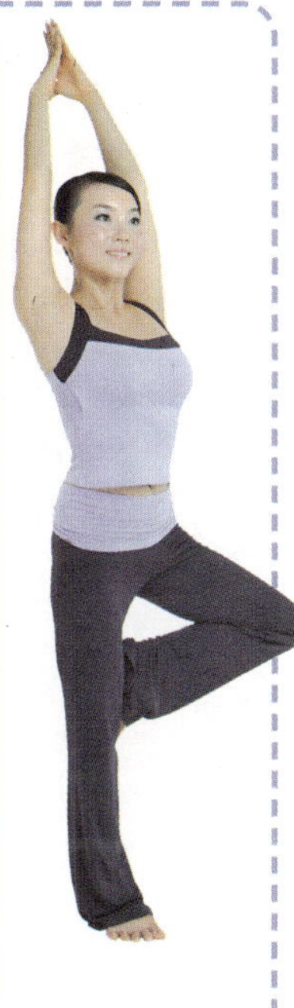

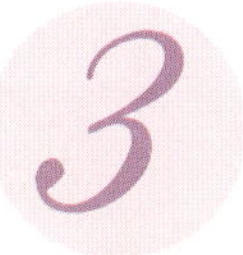

双臂向后展开，胸部向前扩张，想象双臂就像树枝一样不断向上“生长”。

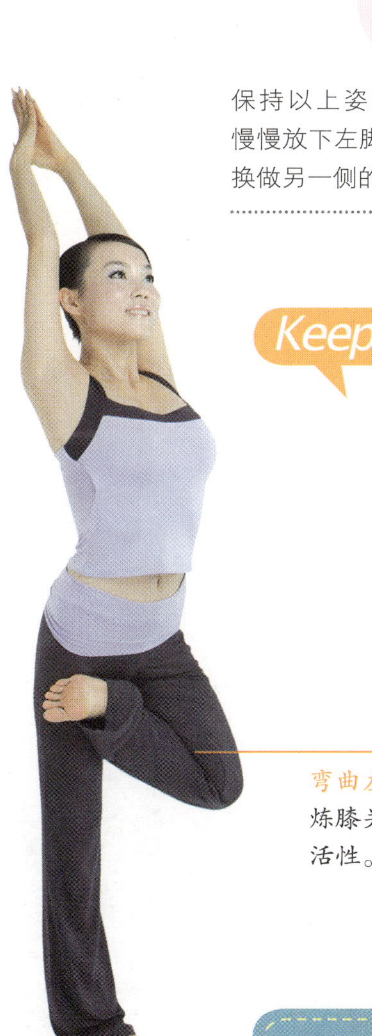

弯曲左腿！锻炼膝关节的灵活性。

4

保持以上姿势30秒，慢慢放下左脚和两臂，换做另一侧的练习。

Keep 30秒

温馨小提示

抬起的那条腿尽量向外展开，站立的那条腿则要踩实垫面，这样才能锻炼到位。

双角式

功效解析

加快面部新陈代谢，收紧面部肌肉，塑造精致的脸庞。

重复次数 6次

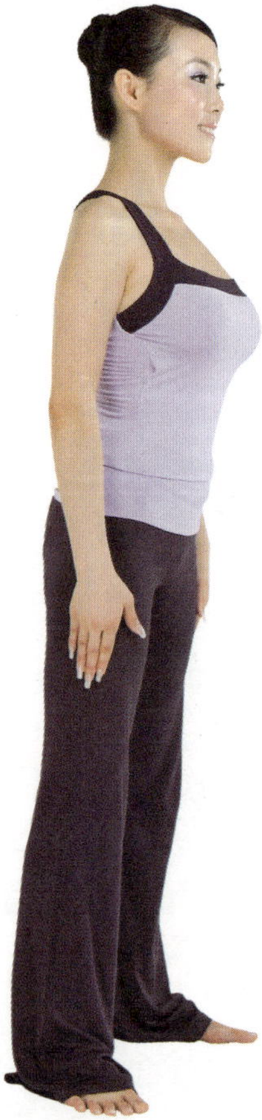

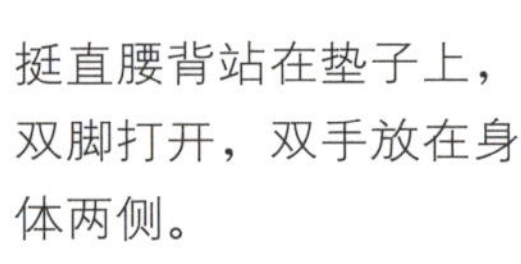

1 挺直腰背站在垫子上，双脚打开，双手放在身体两侧。

2 双手在背后交叉握拳，手臂尽量伸直，与背部成90°角。

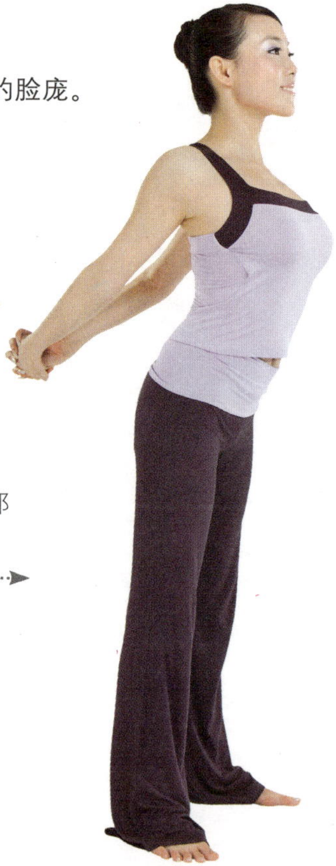

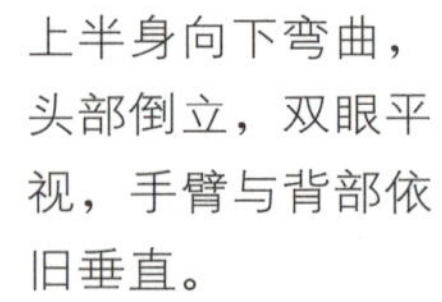

3 上半身向下弯曲，头部倒立，双眼平视，手臂与背部依旧垂直。

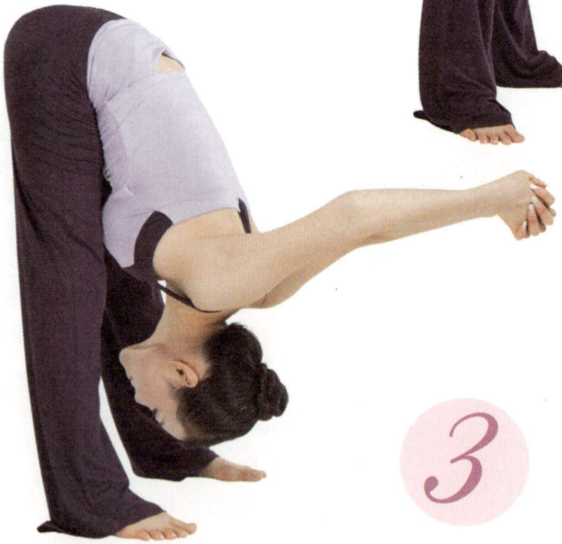

后仰式

功效解析

1. 拉伸面部肌肉，使面部轮廓更加分明，脸庞更加精致。
2. 增强脊柱的灵活性，使身姿挺拔优美。

重复次数 3次

1

站立在垫子上，两脚并拢，两臂放在身体两侧，挺直全身。

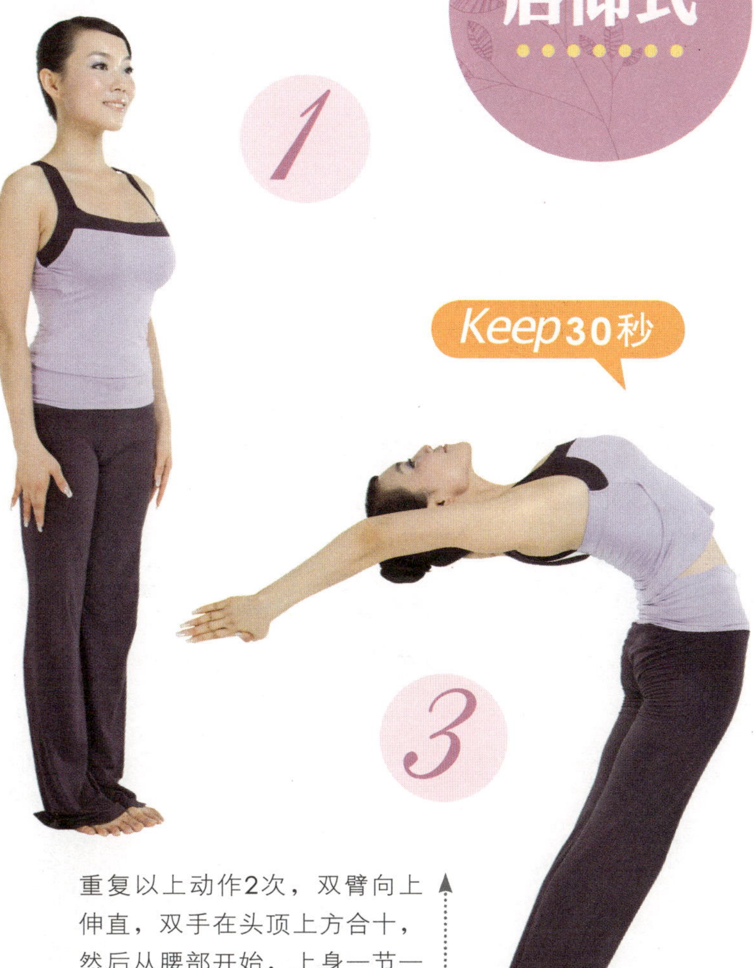

Keep 30秒

2

头部向后仰，用后脑勺去触碰颈椎；再向前低头，用下巴去靠近胸骨。

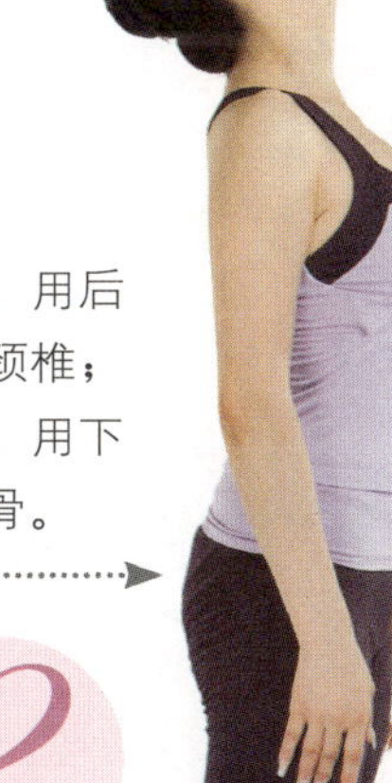

3

重复以上动作2次，双臂向上伸直，双手在头顶上方合十，然后从腰部开始，上身一节一节向后弯曲，眼睛看向手指方向。然后保持以上姿势30秒左右，再从腰部开始慢慢立起上半身，回到初始姿势。

舞者式

功效解析

1. 收紧和抚平小腹部，使大腿内侧更匀称。
2. 提高全身的平衡性。

重复次数 2次

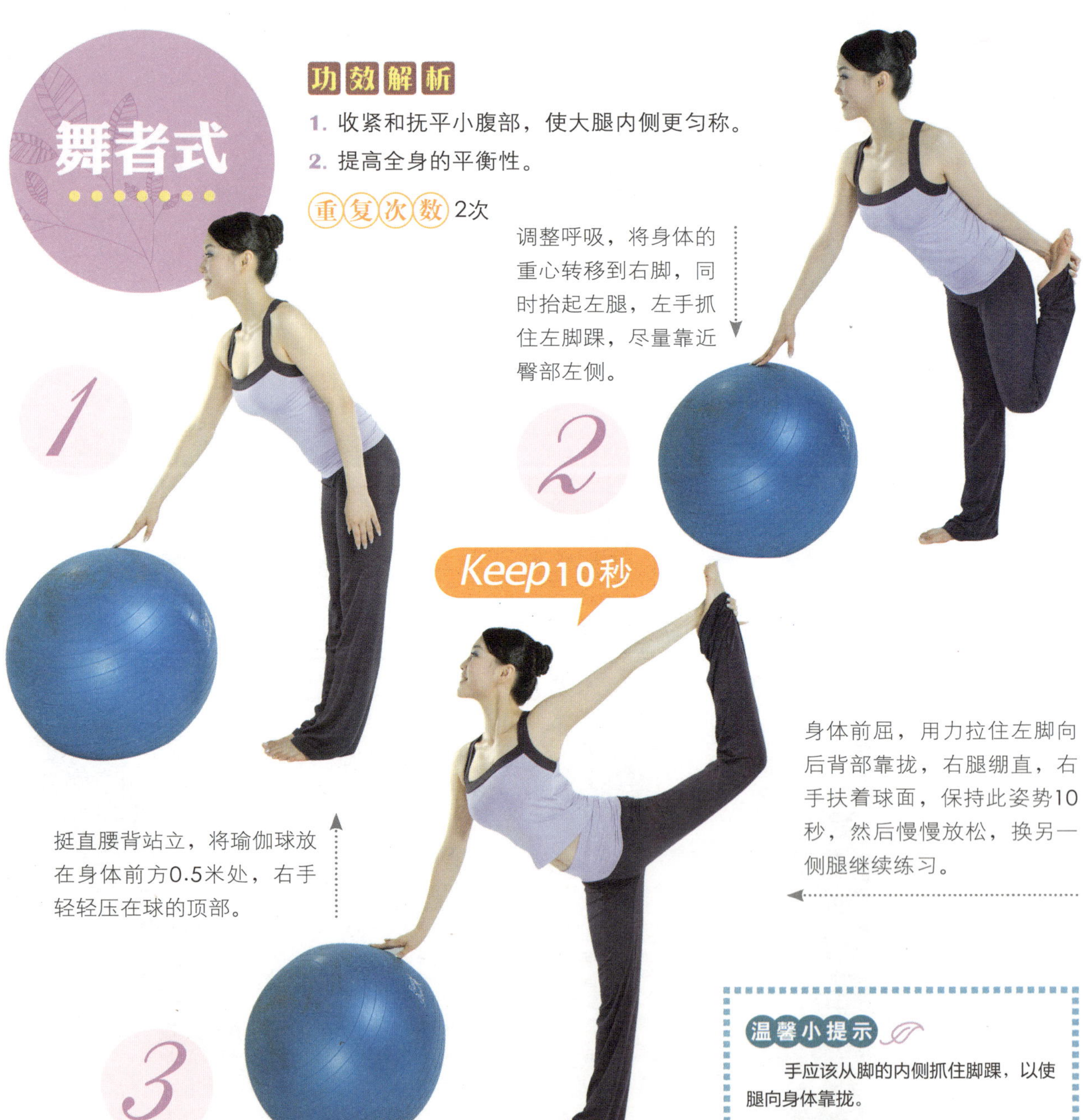

1 挺直腰背站立，将瑜伽球放在身体前方0.5米处，右手轻轻压在球的顶部。

2 调整呼吸，将身体的重心转移到右脚，同时抬起左腿，左手抓住左脚踝，尽量靠近臀部左侧。

3 身体前屈，用力拉住左脚向后背部靠拢，右腿绷直，右手扶着球面，保持此姿势10秒，然后慢慢放松，换另一侧腿继续练习。

温馨小提示

手应该从脚的内侧抓住脚踝，以使腿向身体靠拢。

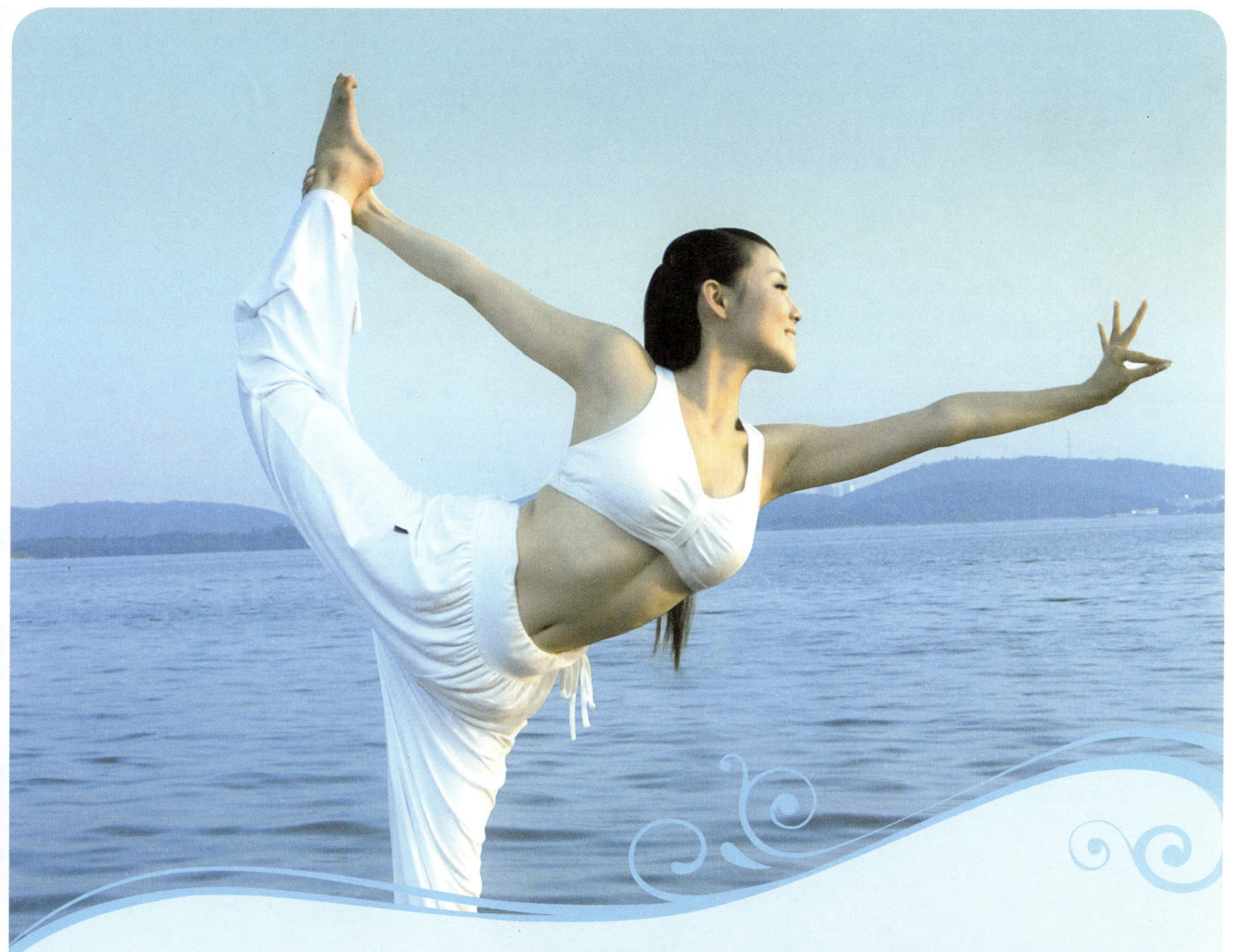

* Part 03

嫩肤美容瑜伽，打造最美的自己

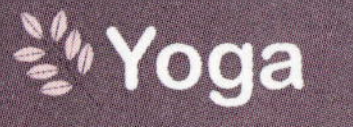

祛斑除痘

瑜伽是很好的美容保养方式。比如瑜伽呼吸法能增强面部血液循环，帮助排毒，从而消除痘痘或斑点。瑜伽有助于按摩内脏器官，从内到外改善身体功能，起到美肤作用。

犁式

功效解析

1. 促进面部血液循环，祛除面部斑点。
2. 伸展腰背部的肌肉，有助于消除腰背疼痛。
3. 减少腰腹部和腿部的脂肪。

重复次数 2次

温馨小提示

1. 双腿要始终保持伸直。
2. 患有心脏病、高血压、坐骨神经痛或脊椎后突的人不宜练习这个姿势。
3. 老年人也最好不要练习这个姿势。

1

平躺在垫子上，双腿并拢向前伸直，双臂贴在身体两侧，掌心向下。

双腿伸直！膝盖不要弯曲。

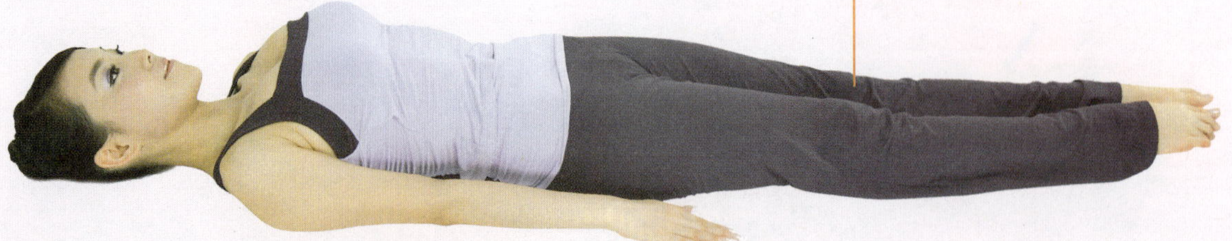

吸气，收紧腹肌，双手向下用力，双腿向上抬高与地面垂直，均匀地调整呼吸。

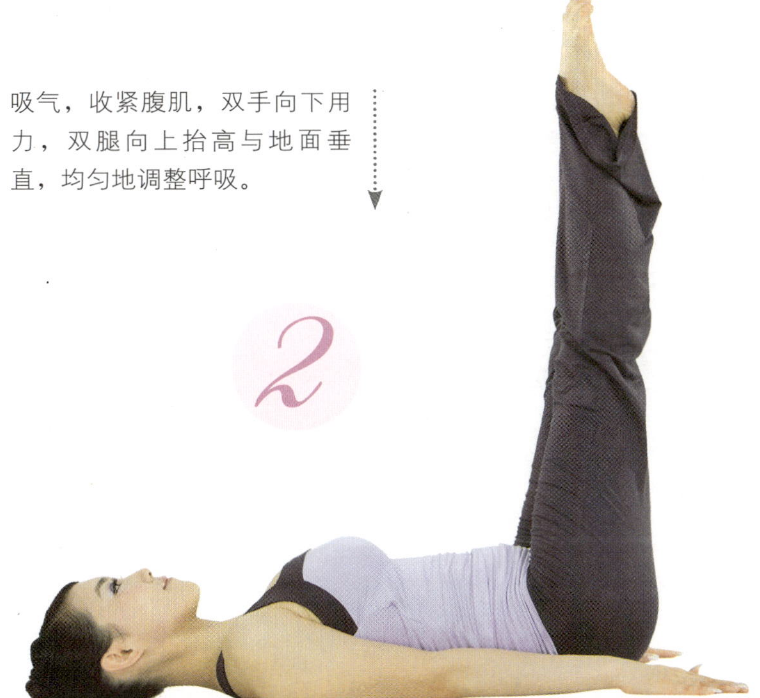

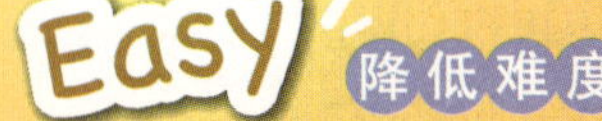

1.用双手托住后腰，可以减轻背部压力，使动作更容易完成。

2.可在身后放一张椅子，双腿向后伸展时，将双脚放在椅子上即可。

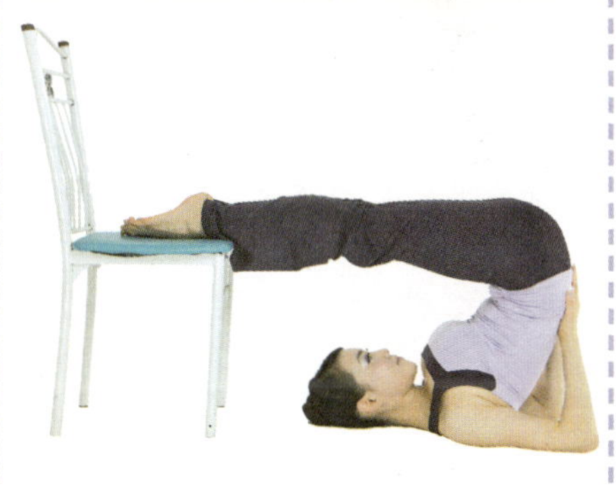

呼气，双腿向上伸过头顶，双脚脚趾着地，下背部与臀部离开垫子，自然呼吸5~10次。双手轻扶背部，让背部、臀部和双腿依次落回垫子，回复到初始姿势，放松全身。

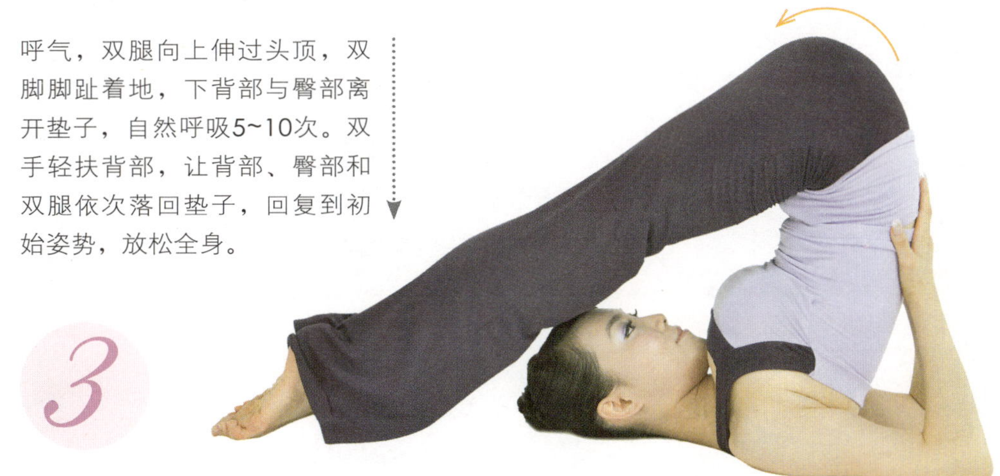

拜日式

功效解析

1. 拜日式具有很强的排毒功效，是消除面部色斑和痘痘的最佳瑜伽体式。
2. 舒展全身，对腰腹部、手臂和腿部都有显著的减肥作用。

重复次数 3～5次

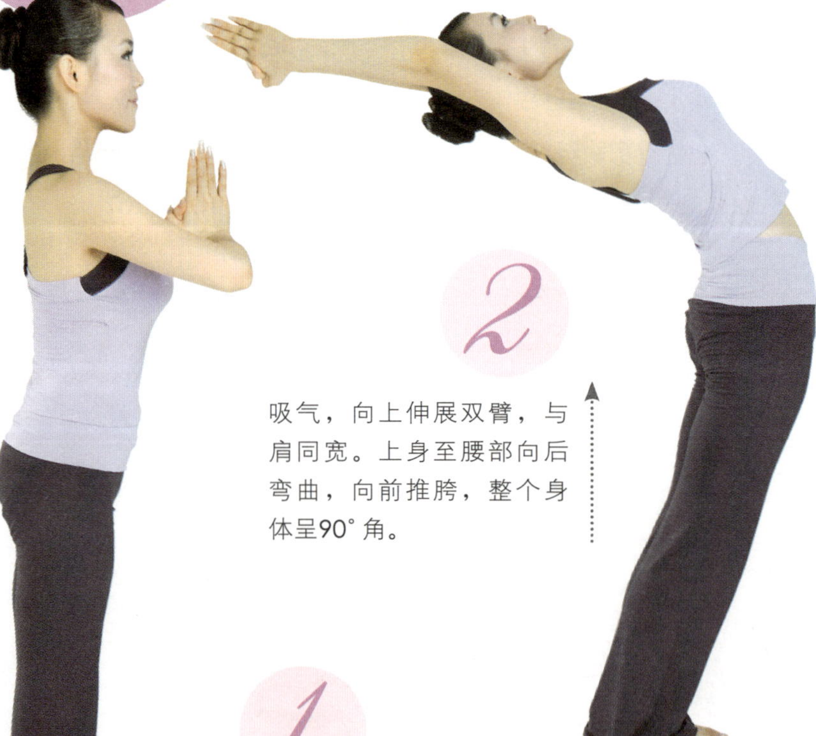

1

双脚并拢，双手在胸前合十，背挺直，呈山式站立。调匀呼吸。

2

吸气，向上伸展双臂，与肩同宽。上身至腰部向后弯曲，向前推胯，整个身体呈90°角。

3

呼气，上半身慢慢回复原位，然后向前向下倾，尽量靠近双腿。双手抱住脚踝，前额触到小腿。

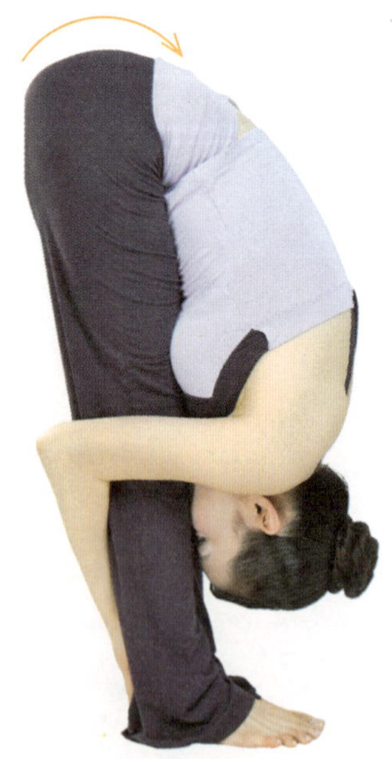

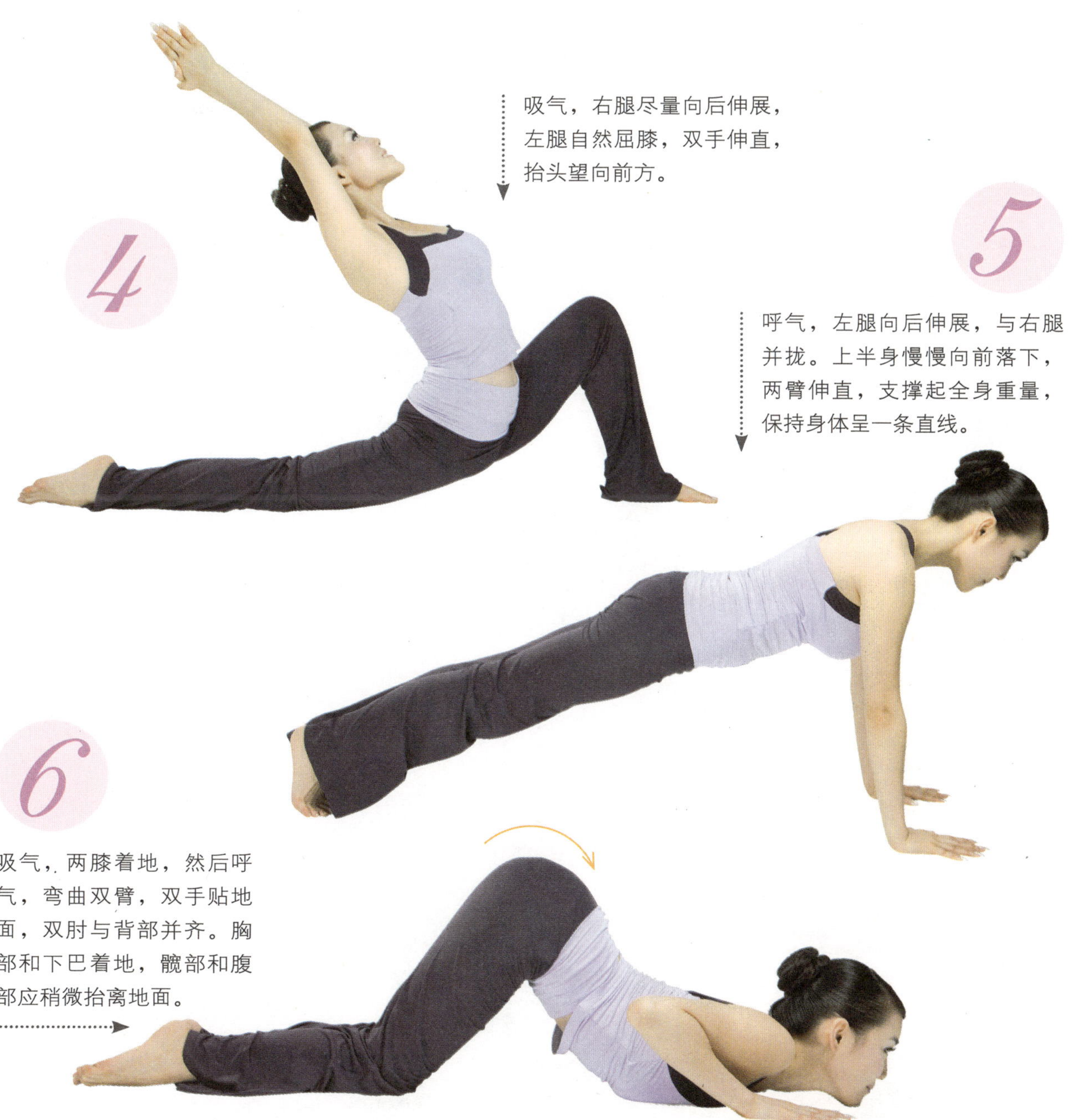

4

吸气，右腿尽量向后伸展，左腿自然屈膝，双手伸直，抬头望向前方。

5

呼气，左腿向后伸展，与右腿并拢。上半身慢慢向前落下，两臂伸直，支撑起全身重量，保持身体呈一条直线。

6

吸气，两膝着地，然后呼气，弯曲双臂，双手贴地面，双肘与背部并齐。胸部和下巴着地，髋部和腹部应稍微抬离地面。

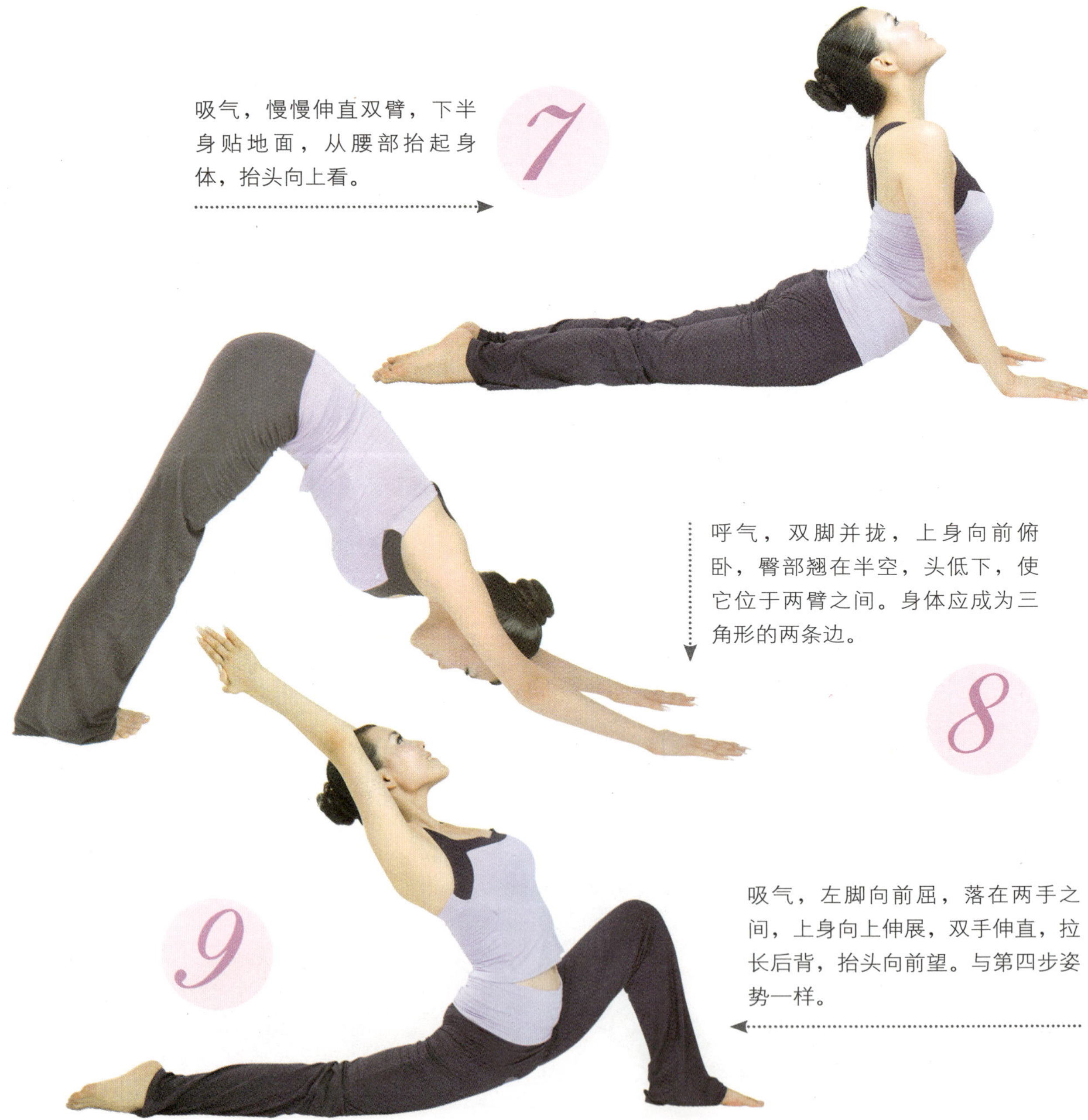

7

吸气，慢慢伸直双臂，下半身贴地面，从腰部抬起身体，抬头向上看。

8

呼气，双脚并拢，上身向前俯卧，臀部翘在半空，头低下，使它位于两臂之间。身体应成为三角形的两条边。

9

吸气，左脚向前屈，落在两手之间，上身向上伸展，双手伸直，拉长后背，抬头向前望。与第四步姿势一样。

10

双手在左脚两侧撑地，用力收回右脚与左脚并拢，呼气，上身向前向下屈，两手抱住脚踝。与第三步姿势一样。

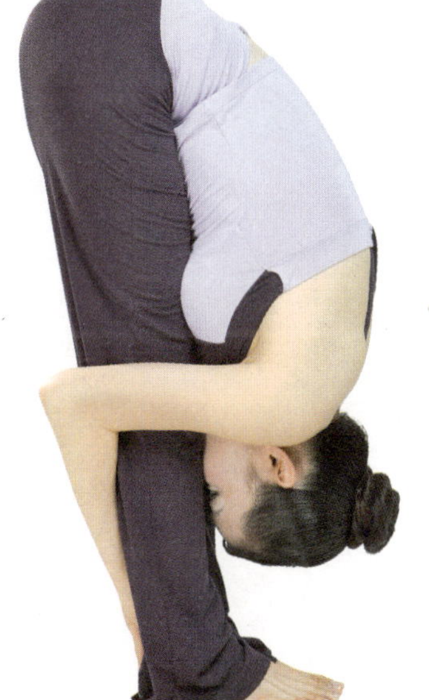

11

吸气，抬起上半身，然后双臂上举，与肩同宽，上身至腰部向后弯曲。与第二步姿势一样。

呼气，上身回复原位，双手合十回到胸前。与第一步姿势一样。

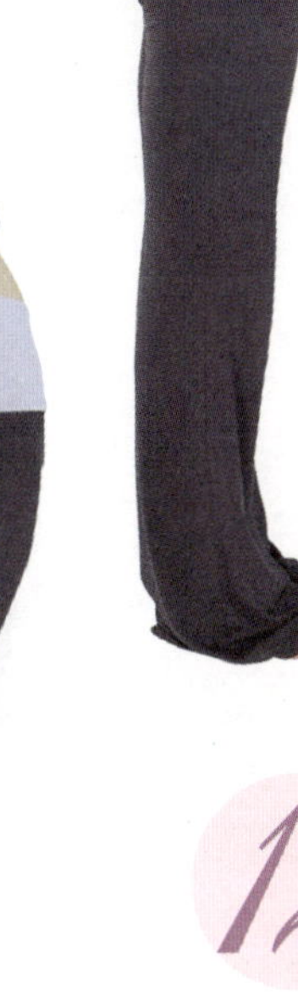

12

温馨小提示

这一组动作不适合在睡前练习，感冒期间或者生理期时也不适宜练习。初学者为了避免拉伤，在第三步和第十步中，双手不用抱住脚踝，头也不用靠着双腿。只将双手置于双脚两侧，头朝下，尽量拉伸后背即可。

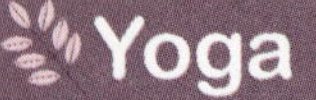

消除水肿

睡前大量饮水、食物过敏等都容易导致脸部水肿。坚持正确的饮食习惯，配合适当的瑜伽体式训练，能加强脸部新陈代谢，有效消除脸部水肿，恢复紧致脸庞。

叭喇狗式

功效解析

1. 促进面部血液循环，减少毒素堆积，消除面部水肿，塑造紧致的小脸。
2. 拉伸腿部肌肉，使双腿修长而纤细。
3. 伸展脊柱，纠正不良体态。

重复次数 2次

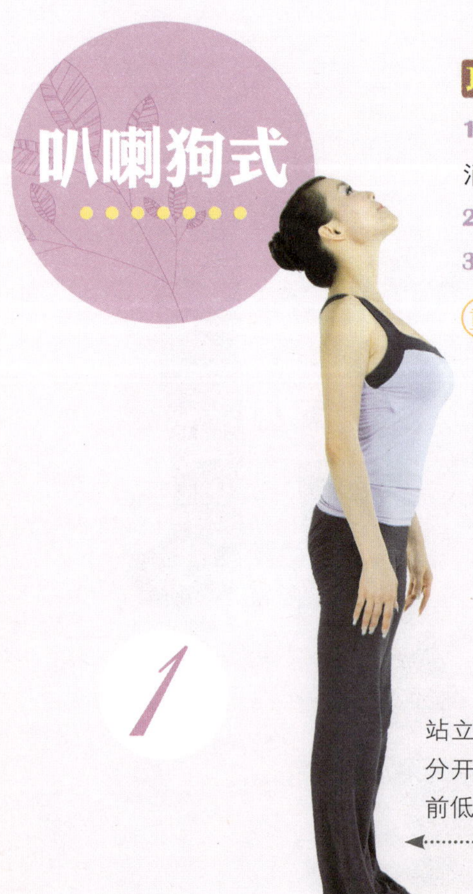

1 站立在垫子上，两脚稍微分开，先向后仰头，再向前低头，重复2次。

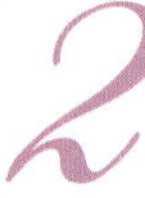

2 两臂从身体两侧向上举高，同时向上伸展脊柱。

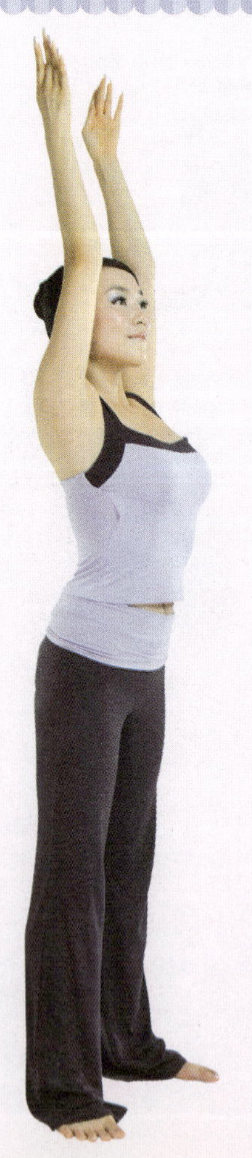

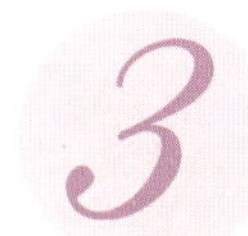

上身向下弯曲，双手撑住垫子，两脚向两侧一点一点移动，最后使两脚之间的距离保持在两肩宽。

4

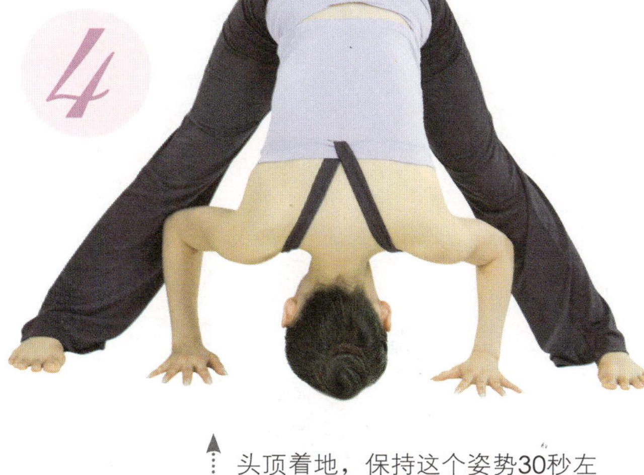

头顶着地，保持这个姿势30秒左右，向上抬头，并舒展脊柱。

Keep15秒

5

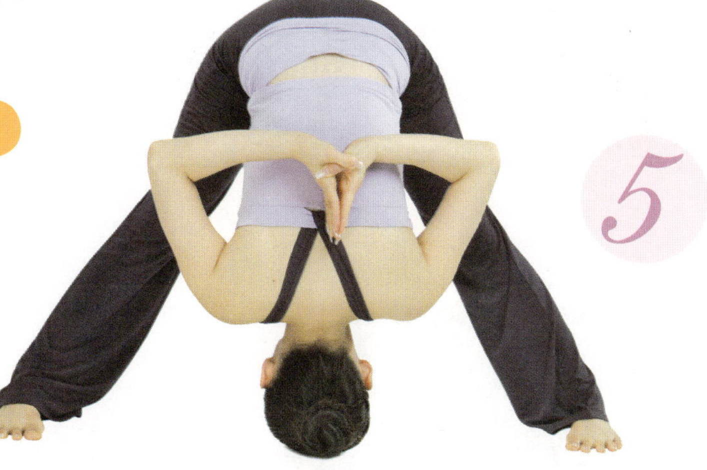

再次向下弯曲上身，头顶着地。保持这个姿势15秒左右，将双手伸至背后，双掌合十，双手手指向下，贴在背部。

保持以上姿势30秒，慢慢放下双臂，缓缓向上抬起上身，双脚一点一点向中间收拢。

Keep30秒

6

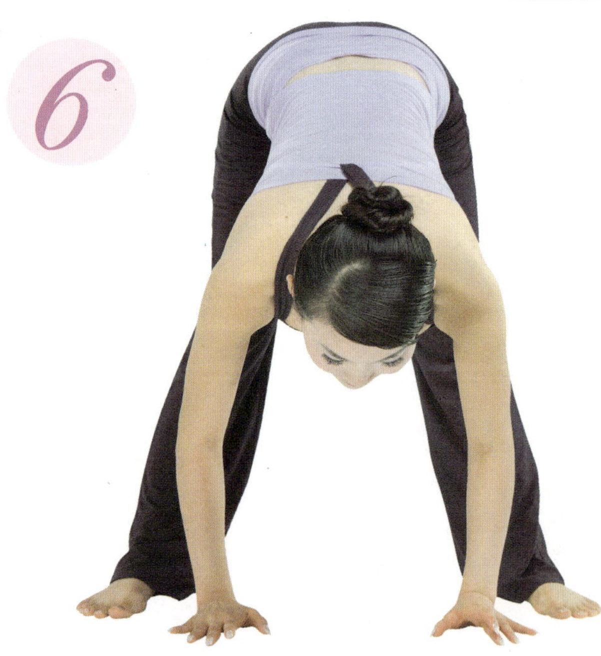

放松！慢慢使身体舒展开。

7

回复到初始姿势，放松身体。

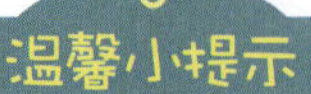

双脚无论向两侧分开还是向中间收拢，都要一点一点挪动，因为大步分开或收拢很容易使身体受伤。

清凉呼吸法

功效解析

1. 可以清洁血液，排出体内毒素，淡化面部色斑，消除痘痘。
2. 消除体内的“淤热”，避免上火，在夏季能使人保持心静身凉。

重复次数 15～30次

1 采用半莲花坐姿，双手轻轻地搭放在双膝上，挺直上身，轻轻闭上双眼。

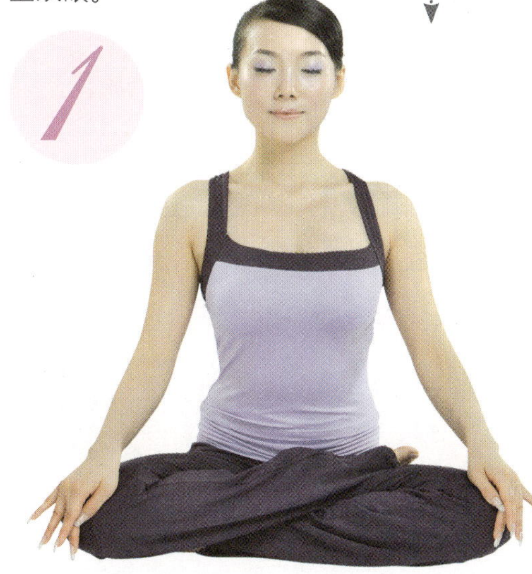

2 将舌头伸出嘴外，卷成管状，通过卷起的舌头和嘴吸气。

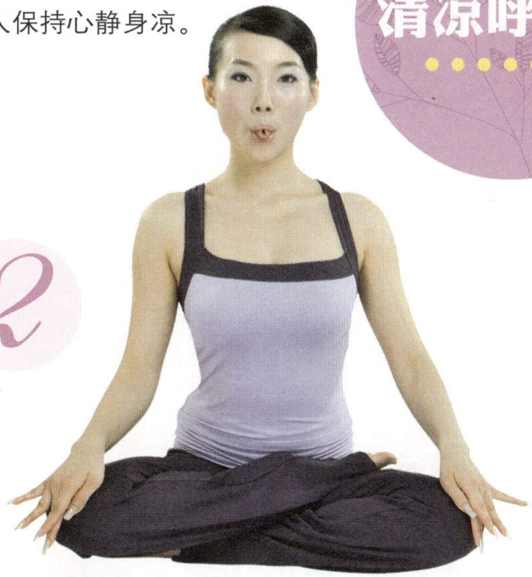

3 坚持呼吸数秒，然后收回舌头，并发出“嘶嘶”的声音。尽可能长时间地吸气、屏息，然后通过鼻孔缓慢地呼气。

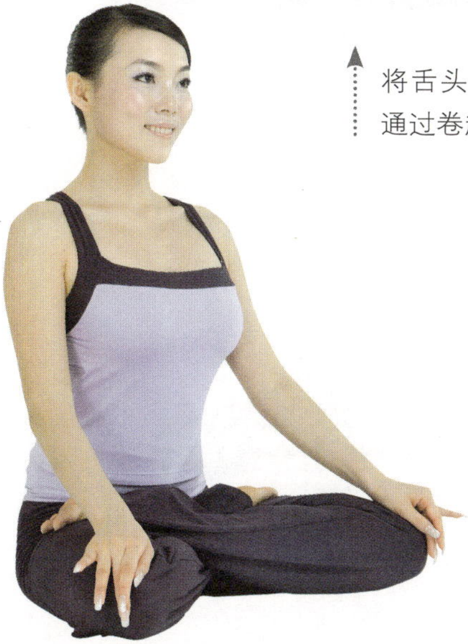

Yoga

排毒

瑜伽是公认的最佳排毒方式之一。它能有效调节身体内部循环，对体内脏腑有很好的按摩作用。坚持瑜伽练习，可以让练习者做到无毒一身轻。

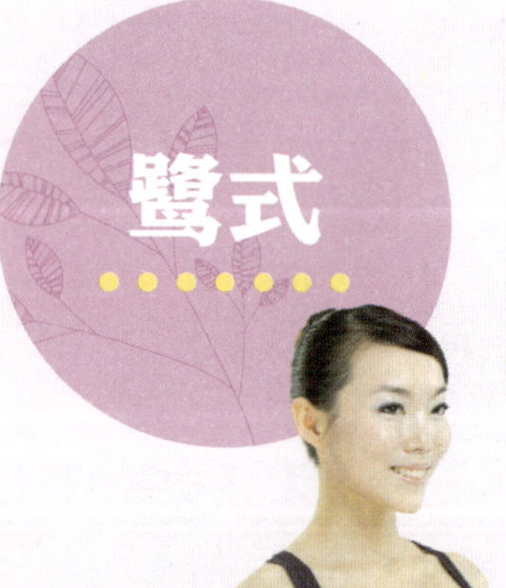

鹭式

功效解析

1. 温和地按摩腹内器官，滋养五脏六腑，排出体内毒素，改善肌肤，使人容光焕发。
2. 增加双腿的柔韧性，还能消除臀部酸痛或抽筋现象。

重复次数 2次

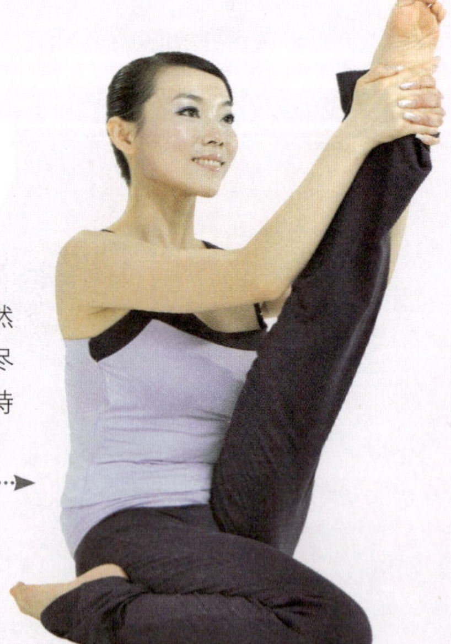

1

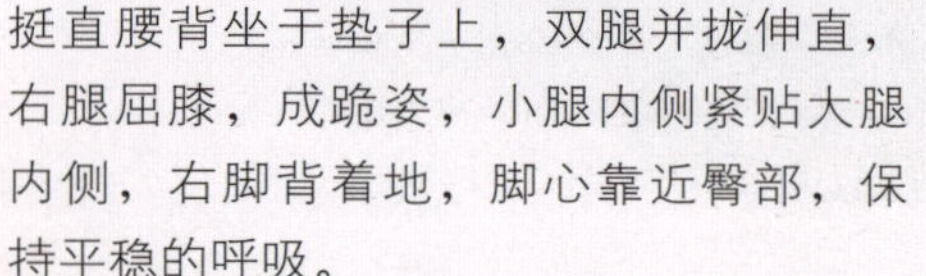

挺直腰背坐于垫子上，双腿并拢伸直，右腿屈膝，成跪姿，小腿内侧紧贴大腿内侧，右脚背着地，脚心靠近臀部，保持平稳的呼吸。

2

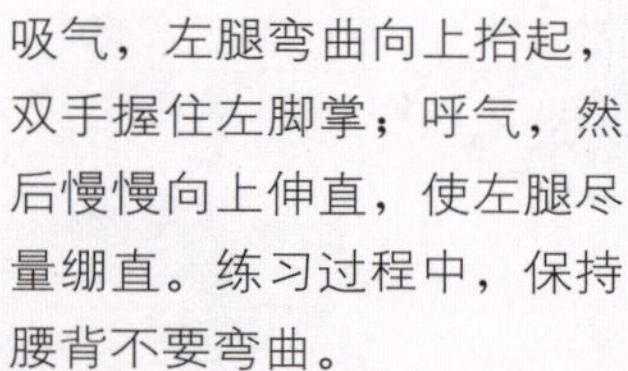

吸气，左腿弯曲向上抬起，双手握住左脚掌；呼气，然后慢慢向上伸直，使左腿尽量绷直。练习过程中，保持腰背不要弯曲。

双手抱住左脚用力向身体靠拢，尽量使头、胸部、腹部靠着大腿和小腿，保持姿势10秒。

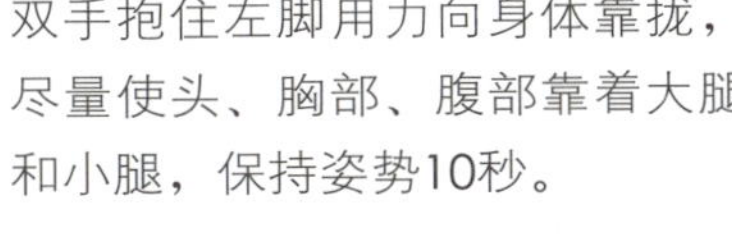

Easy 降低难度

1.使用瑜伽带。腿部向身体靠拢时，一定要伸直，不能弯曲膝关节。

2.有坐骨神经痛或关节疾病的人练习时不要太用力，以免拉伤，或加重旧患。

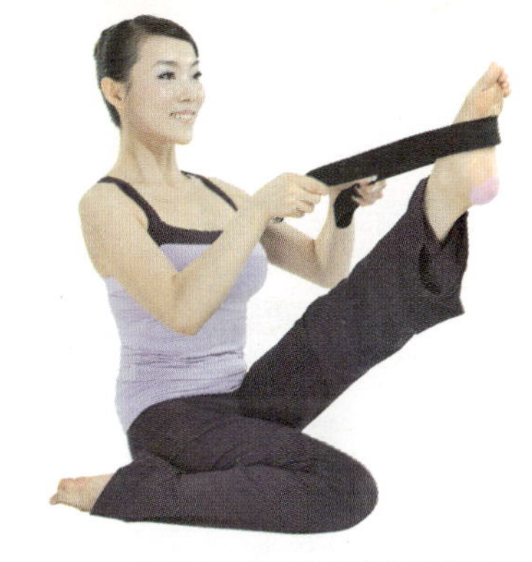

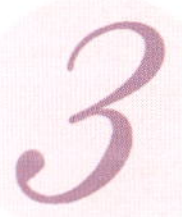

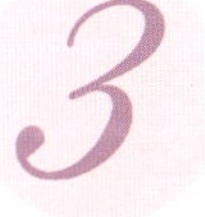

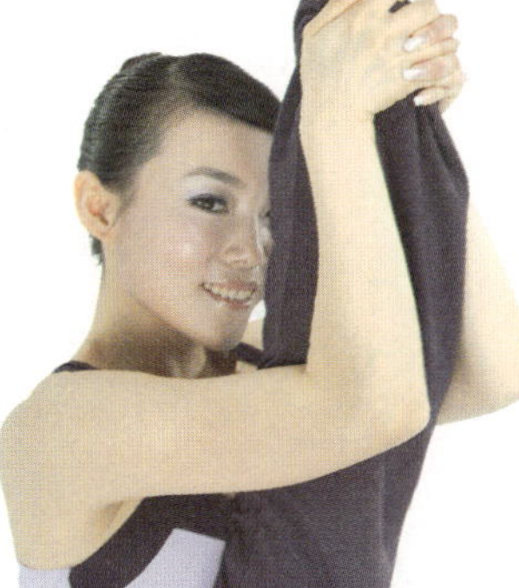

调整呼吸，将左腿慢慢放回原位，全身放松，换另一侧腿继续练习。

温馨小提示

初学者如果无法向上蹬直大腿，或双手无法抓紧脚掌，可以在脚常套一条毛巾或者瑜伽绳，抓住绳子的两端进行练习。

狮子第一式

功效解析

1. 排出体内堆积的毒素，使皮肤光洁而有弹性。
2. 延缓衰老，预防皮肤松弛下垂，减少面部皱纹。

重复次数 3次

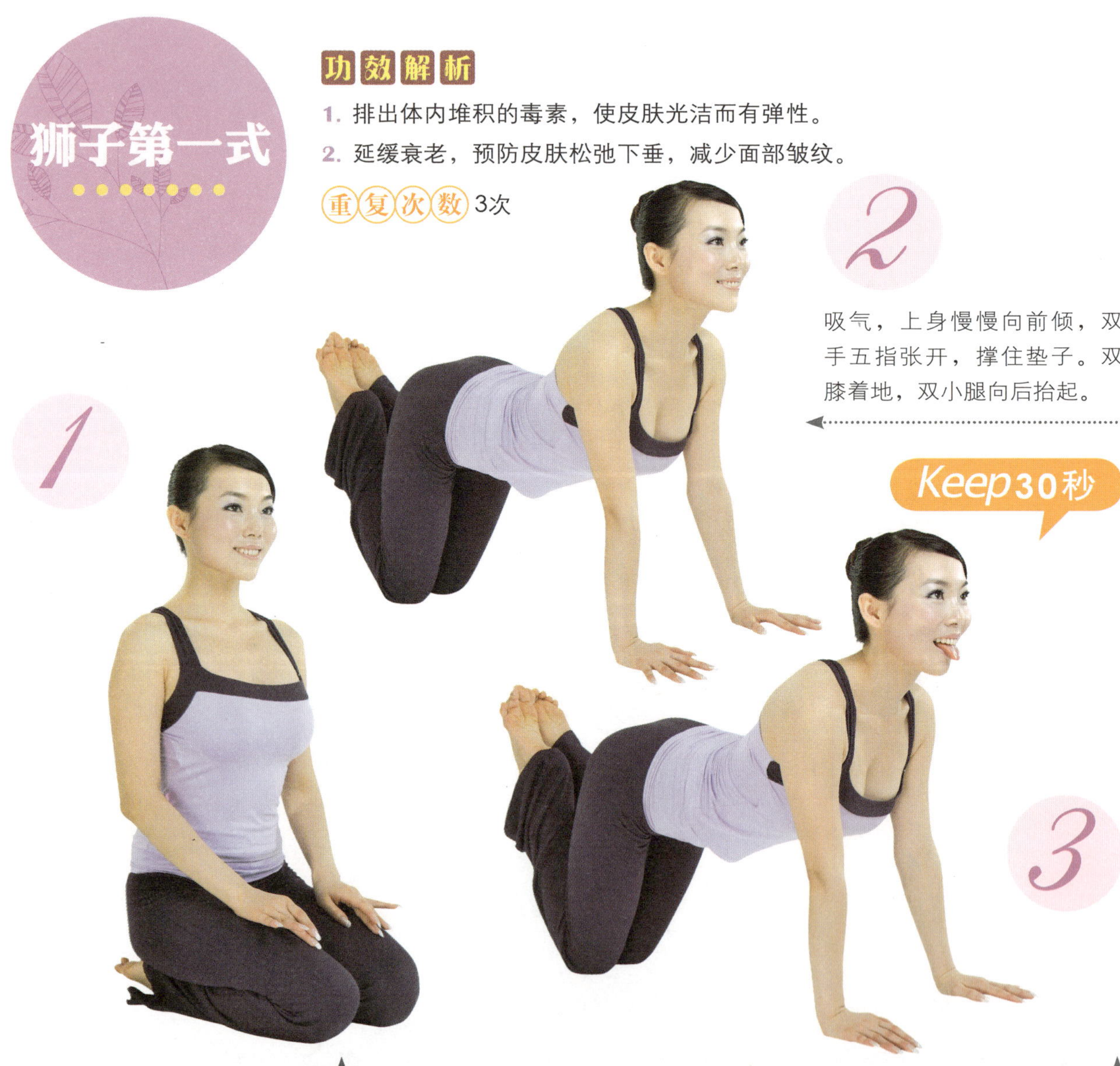

1 采用金刚坐姿，双手自然地放在大腿上，上身直立，眼睛平视前方。

2 吸气，上身慢慢向前倾，双手五指张开，撑住垫子。双膝着地，双小腿向后抬起。

3 像威猛的狮子一样圆睁着双眼，同时向外伸出舌头，尽可能地伸得长一些。然后呼气，抬头，塌腰，眼睛注视着两眉之间的中点，喉咙里发出“啊啊”的狮吼声，保持这个姿势30秒。

狮子第二式

功效解析

1. 具有与狮子第一式相同的功效。
2. 使双腿和骨盆变得更柔软。

重复次数 2次

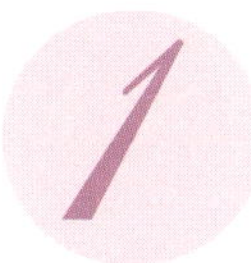

采用全莲花式坐姿，双手放在膝部，上身直立，眼睛平视前方。

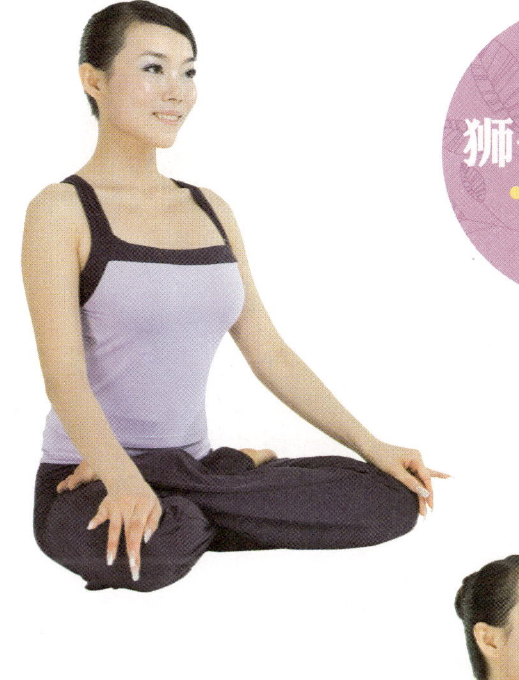

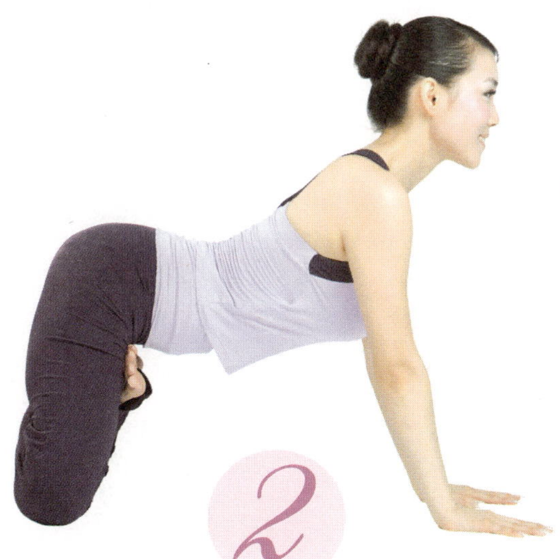

吸气，双腿保持全莲花式，身体向前倾，双膝跪地，双手伸至膝前30厘米处，双手手掌撑在垫子上。臀部夹紧，髋部向下压，背部向上伸展。

Keep30秒

头部向上抬起，张大嘴巴，舌头尽量向外伸长。眼睛尽量睁大，看向两眉之间的中点。保持这个姿势30秒左右。

嫩肤美白

一白遮百丑，嫩白的肌肤是美女的首要特点。瑜伽体式通过对身体各部位的伸展，刺激某些穴位，有助于调理气血，使肌肤呈现白里透红的健康状态。

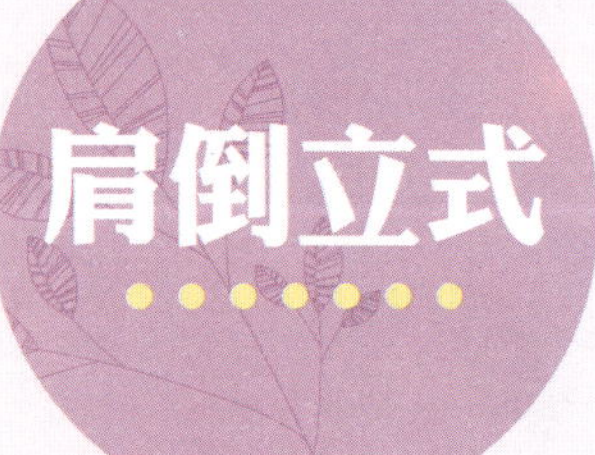

肩倒立式

功效解析

1. 不但有嫩肤美白的功效，还能使人气色红润健康，焕发青春活力。
2. 按摩腹内器官，治疗便秘，排出体内堆积的废物，避免形成多余脂肪。

重复次数 2次

1

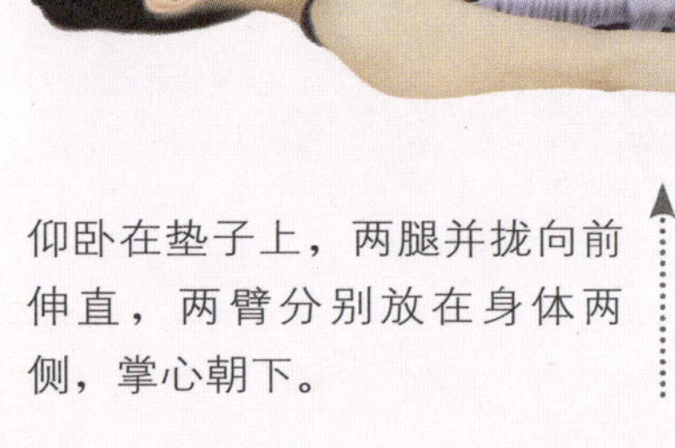

仰卧在垫子上，两腿并拢向前伸直，两臂分别放在身体两侧，掌心朝下。

2

吸气，双手按住垫面，双腿慢慢向上抬高与地面呈90°角。注意双腿要伸直，不要弯曲膝盖。

3

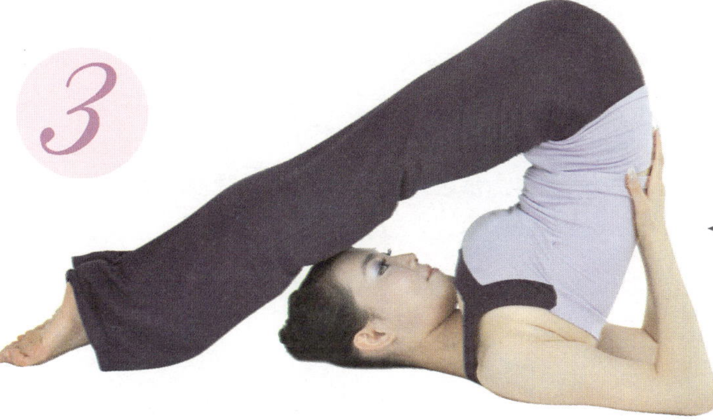

呼气，腰背部和臀部向上抬高，双腿伸向头部后方，直到脚尖点地。

4

Keep30秒

吸气，双手托住腰部，两个上臂紧贴垫子，支撑着身体。慢慢抬高臀部，双腿向上举高，直到双腿完全伸直，与地面呈90°角，保持姿势30秒。慢慢放下上身、臀部和双腿，放松全身。

Easy 降低难度

弯曲双膝，将双腿顶住头部。呼吸5～10次，慢慢放下双腿，放松全身。

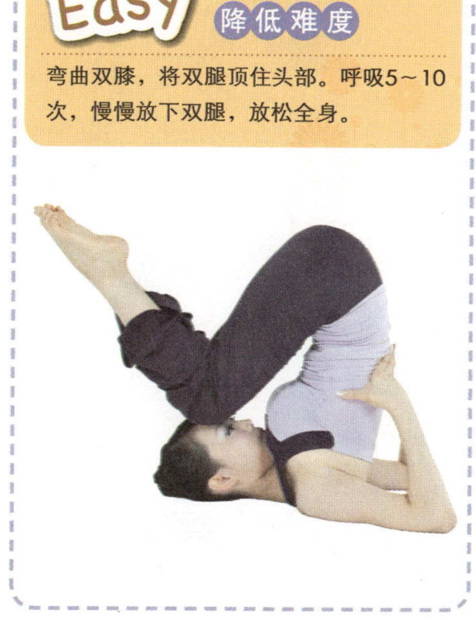

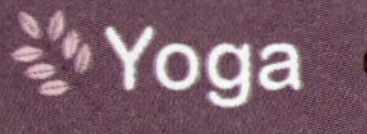

活肤抗皱

脸部是运动最少的部位，因此脸部肌肤最容易老化下垂。面部瑜伽通过强化脸部训练，活化脸部细胞，刺激胶原蛋白生成，使肌肤逐渐紧实，恢复吹弹可破的年轻肌肤。

鬼脸瑜伽

功效解析

充分拉伸面部肌肉，保持肌肤弹性，减少面部皱纹。

重复次数 15次

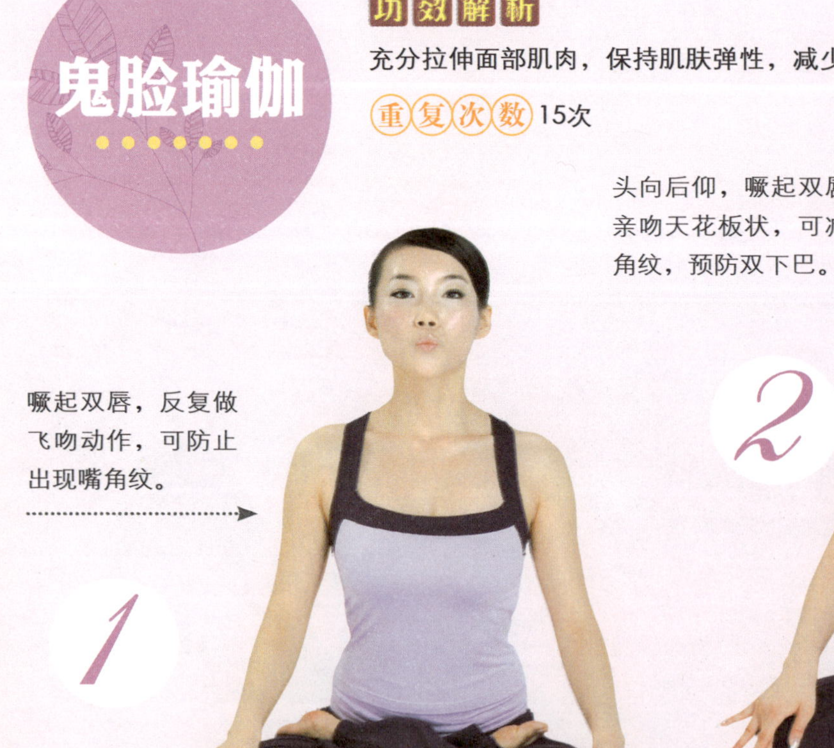

1 嘬起双唇，反复做飞吻动作，可防止出现嘴角纹。

2 头向后仰，嘬起双唇，做亲吻天花板状，可减少嘴角纹，预防双下巴。

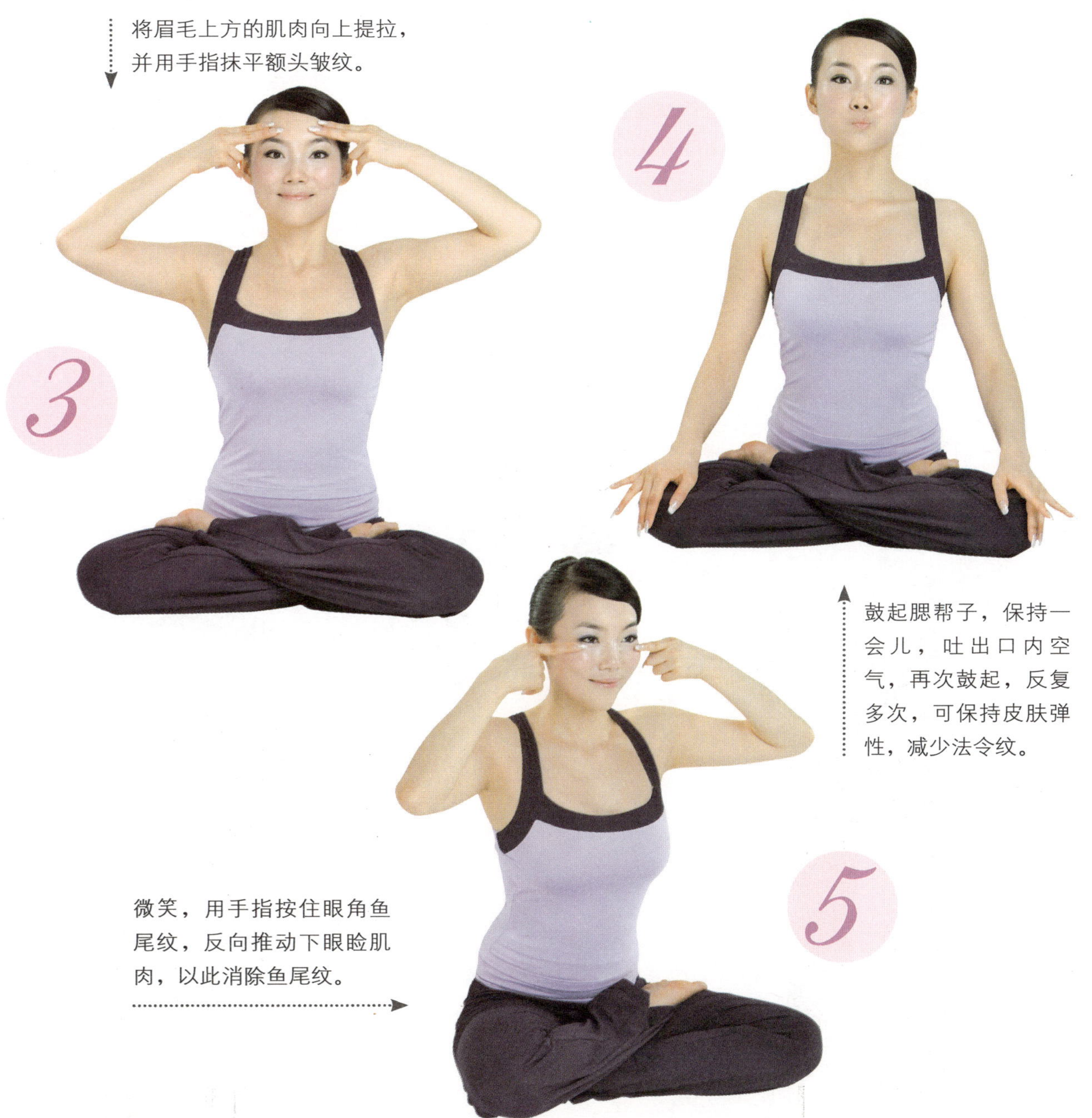

3

将眉毛上方的肌肉向上提拉，并用手指抹平额头皱纹。

4

鼓起腮帮子，保持一会儿，吐出口内空气，再次鼓起，反复多次，可保持皮肤弹性，减少法令纹。

5

微笑，用手指按住眼角鱼尾纹，反向推动下眼睑肌肉，以此消除鱼尾纹。

防皱按摩式

功效解析

1. 延缓肌肤老化，减少面部皱纹，使肌肤弹性十足。
2. 促进面部血液循环，消除面部水肿，改善气色。

重复次数 4次

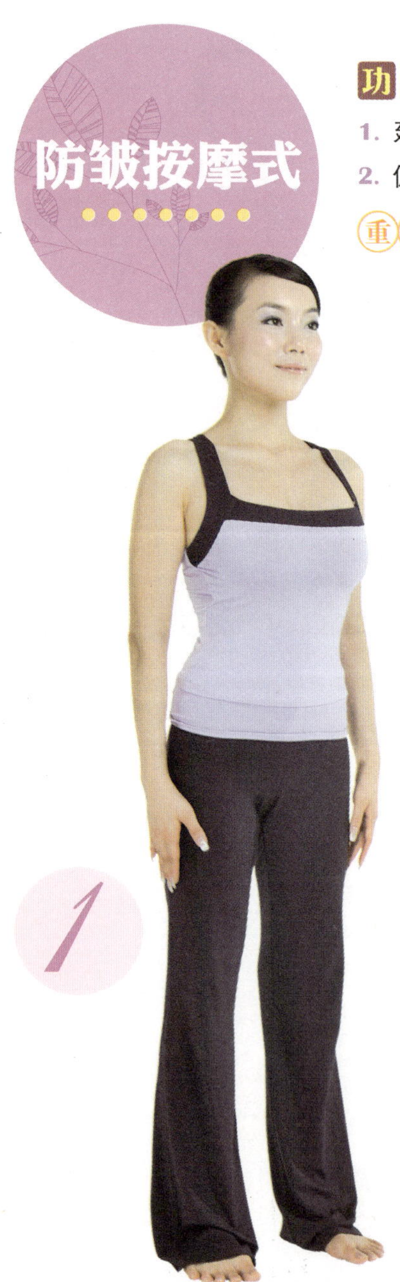

1

自然站立，双脚分开稍比肩宽，双臂自然垂于身体两侧。

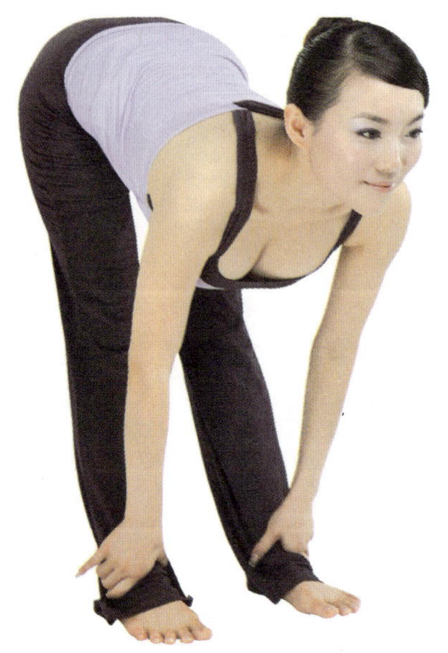

2

深深吸气，呼气时，上身慢慢向下弯曲，双手抓住脚踝，下巴稍微向上抬高，挺直脊背。

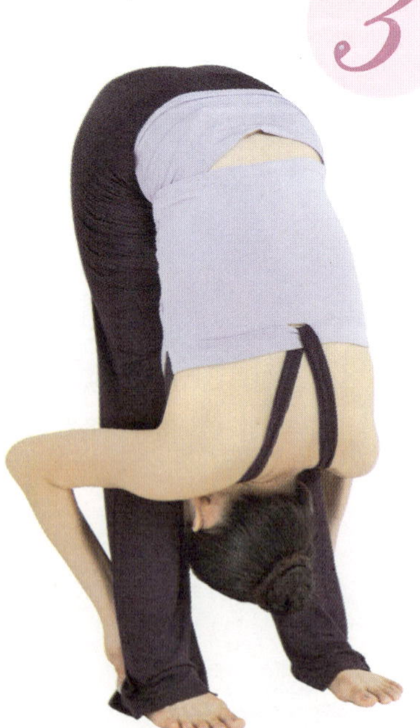

3

双手依旧抓住脚踝，上身继续向下弯曲，头部下移至双腿之间。

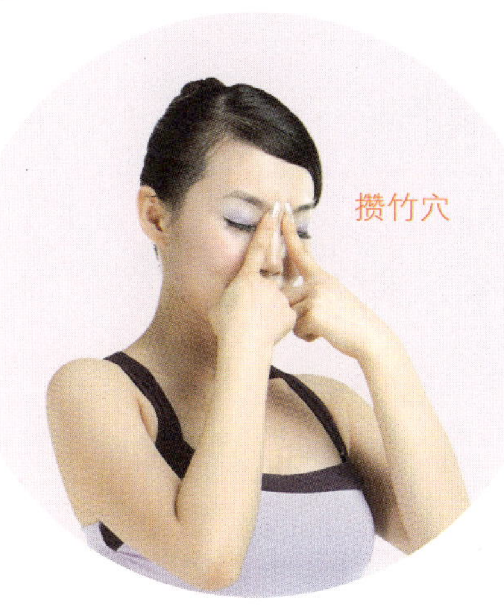

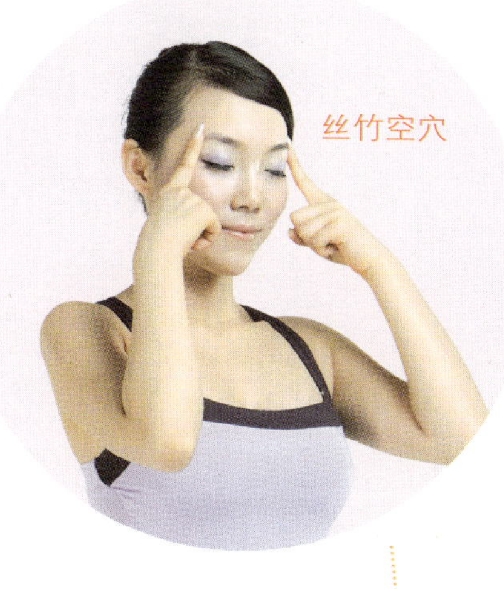

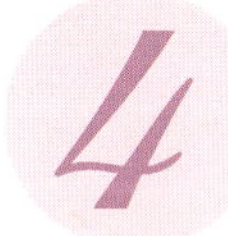

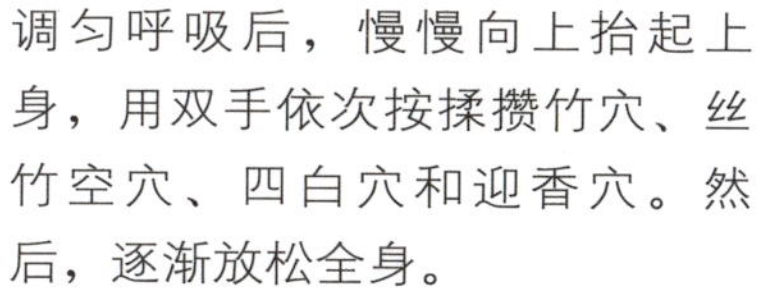
调匀呼吸后，慢慢向上抬起上身，用双手依次按揉攒竹穴、丝竹空穴、四白穴和迎香穴。然后，逐渐放松全身。

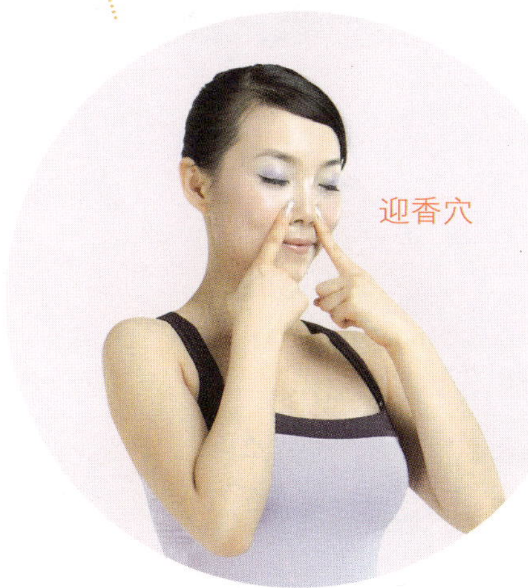

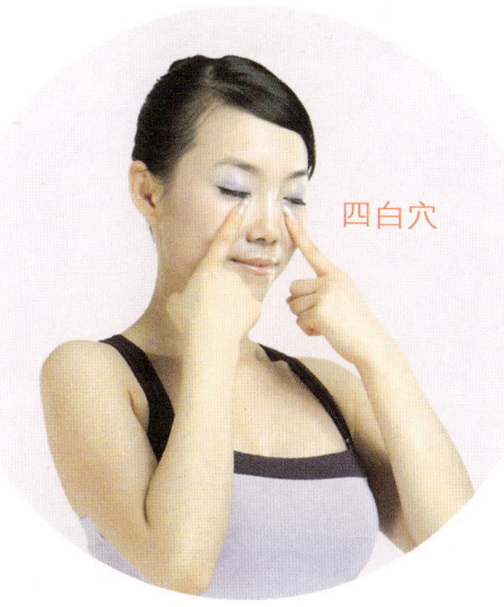

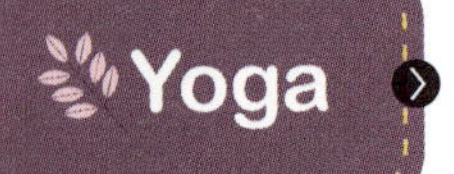

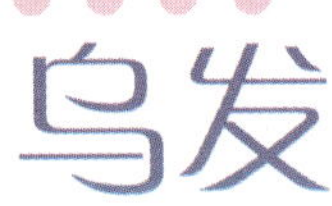

乌发

瑜伽对于头发也有很好的调理作用。瑜伽中一些倒立的体式能使血液倒流，滋养头皮和发根，使头发保持乌黑顺滑。坚持练习，还能避免头发变白，防止脱发。

轮式

功效解析

1. 血液倒流，滋养头皮和发根，使头发乌黑油亮。
2. 滋养面部肌肤，使肌肤细嫩光滑，红润健康。

重复次数 2次

1 仰卧在垫子上，打开双腿，与肩同宽，双手靠在身体两侧。

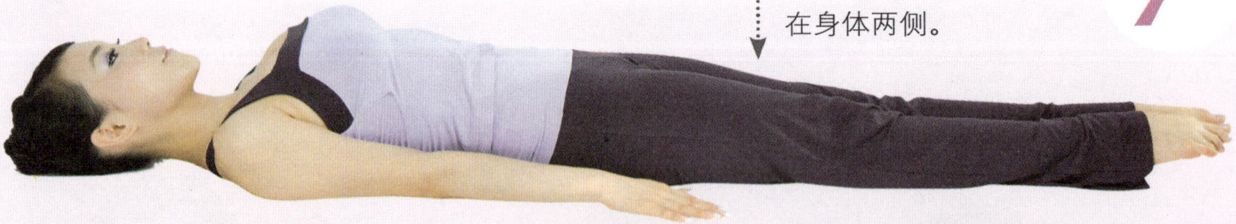

2 弯曲双膝，用双手将两个脚后跟拉近臀部。

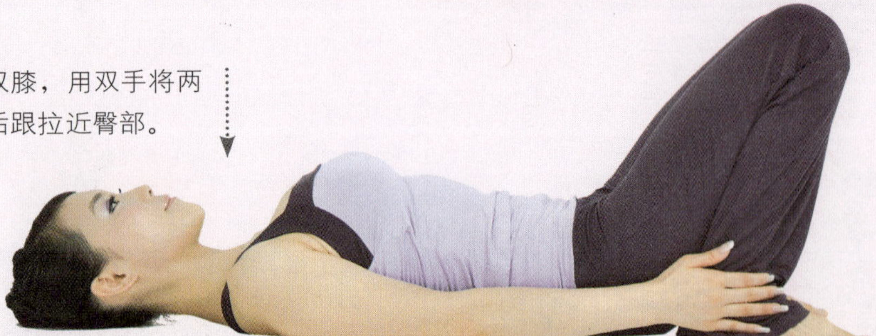

弯曲双手手肘，将双手放于头部两侧，掌心贴在垫子上，指尖指向双脚方向，手肘指向天空。

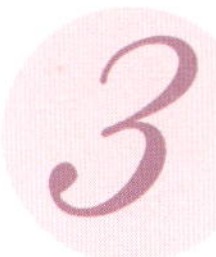

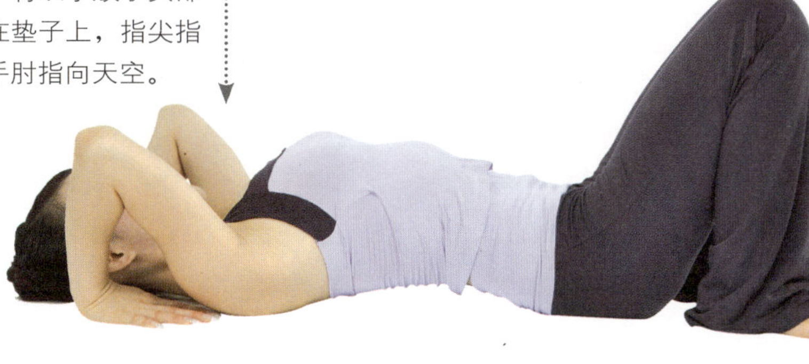

4

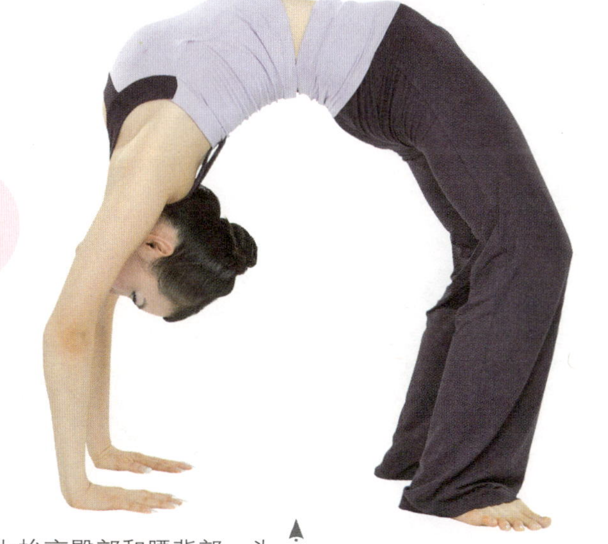

吸气，向上抬高臀部和腰背部，头部后仰，使眼睛看向地面，双手撑于垫面。均匀呼吸3～5次。

温馨小提示

1. 向上抬起身体时，应该将重心放在双臂之上，不要放于头部，以免头部受伤。

2. 身体下落时要缓慢，并且先让腰背部落下，再让臀部落下。

3. 患有颈椎病、高血压和眩晕症的人不能练习这个姿势。

5

弯曲手肘，先让腰背部慢慢落回垫子上，再让臀部贴地，向前伸直双腿，放松全身。

功效解析

1. 促进头部血液循环，滋养头皮和发根，改善发质，延缓头发变白并能防止脱发。

2. 滋养脑部，使头脑清醒，还能防治头痛、眩晕等症。

重复次数 2次

双脚并拢跪立在垫子上，臀部坐在双脚脚跟上，双手放在大腿上。

调整呼吸，上身向前弯曲，前额着垫，双手伸至头部两侧，双掌撑住垫子。

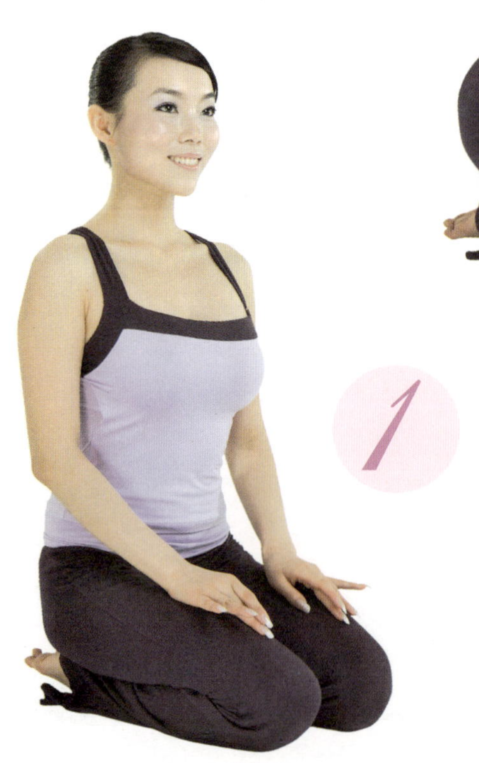

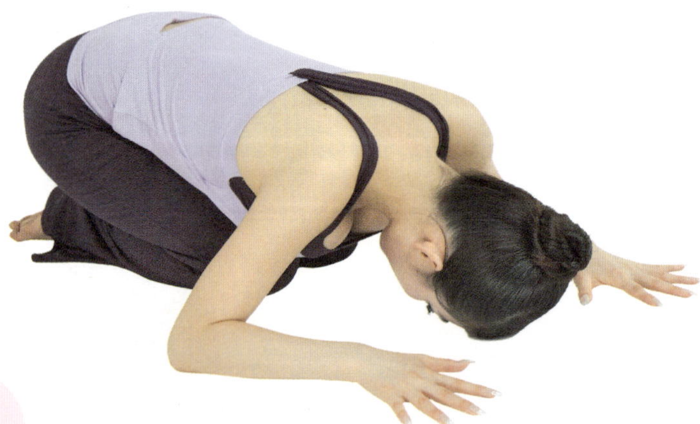

温馨小提示

1. 当双掌撑住垫子时，颈部承受了很大的压力，所以动作一定要缓慢，以免伤到颈椎。

2. 患有心脏病、高血压和颈椎病的人不能练习这个姿势。

吸气，伸直双膝，绷紧双腿，用双手和头部支撑全身重量；呼气，双脚用力蹬住垫子，腰部向前倾，保持这个姿势，做3~6次呼吸。

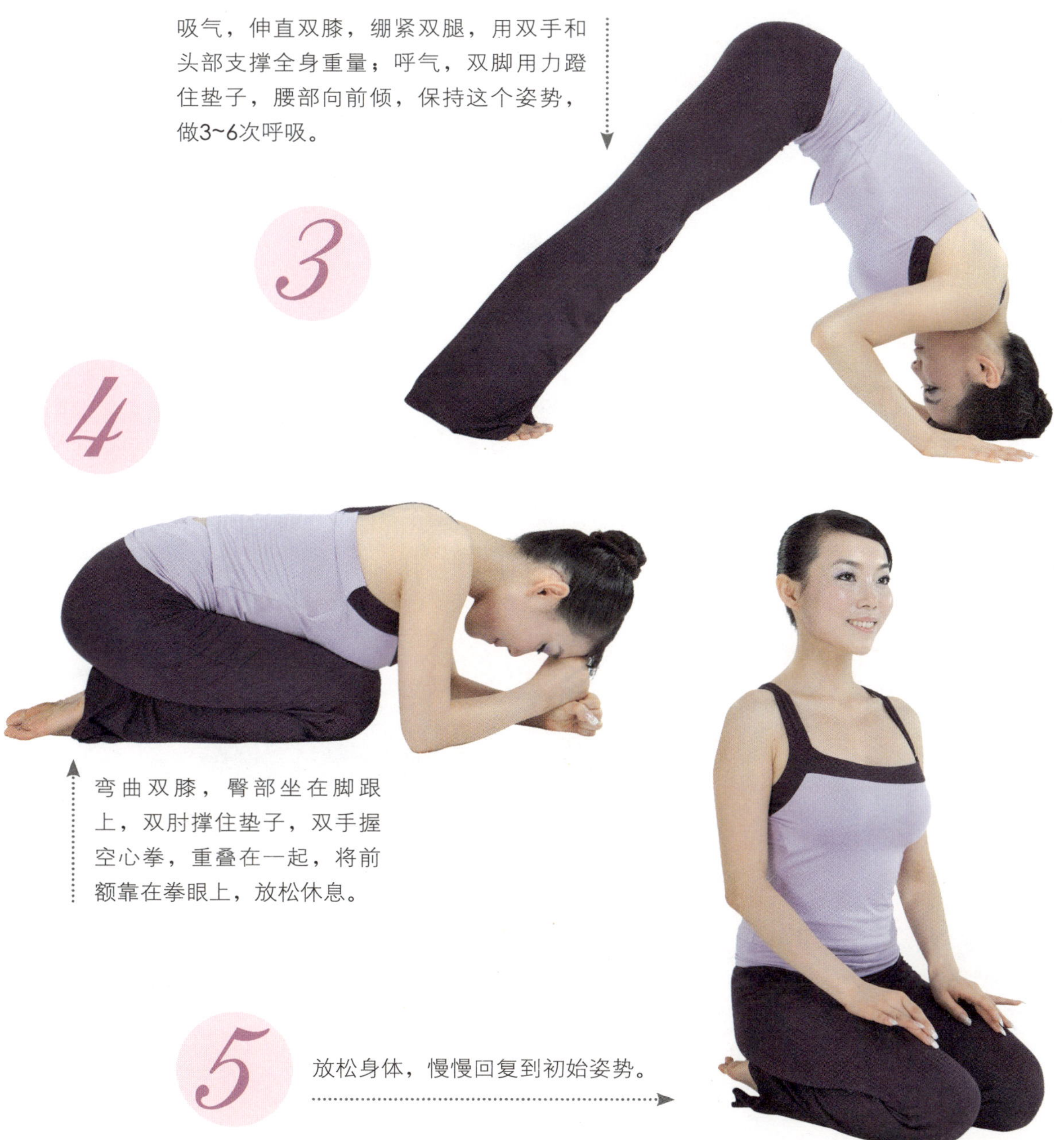

弯曲双膝，臀部坐在脚跟上，双肘撑住垫子，双手握空心拳，重叠在一起，将前额靠在拳眼上，放松休息。

放松身体，慢慢回复到初始姿势。

全莲花背部伸展

功效解析

1. 充分挤压、按摩腹部，使肾脏功能增强，从而起到坚固牙齿的作用。
2. 促进头、面部血液循环，滋养面部肌肤，使肌肤呈现迷人光泽。

重复次数 2次

1

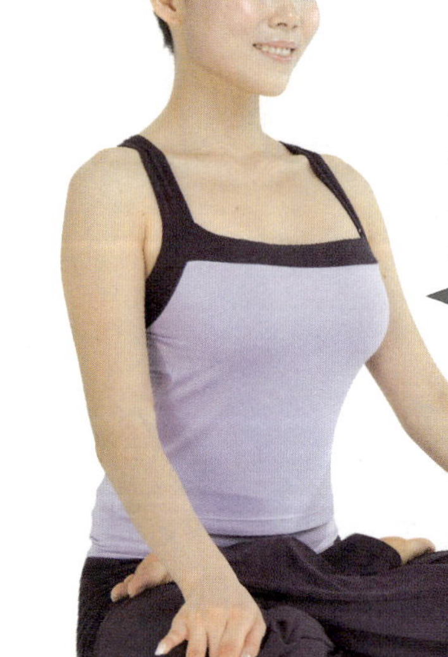

坐在垫子上，弯曲右膝，右脚放在左大腿上方，右脚脚心朝上，左脚放在右大腿上方，同样脚心朝上，成全莲花坐姿。

深深吸气，双臂从身体两侧向上伸直，脊柱同时向上伸展；慢慢吐气，上身向前倾，双臂向前伸展，双手手掌撑住垫子，腰腹部尽量靠近双腿，额头触垫。保持这个姿势30秒，慢慢向上抬起上身，均匀地调整呼吸。

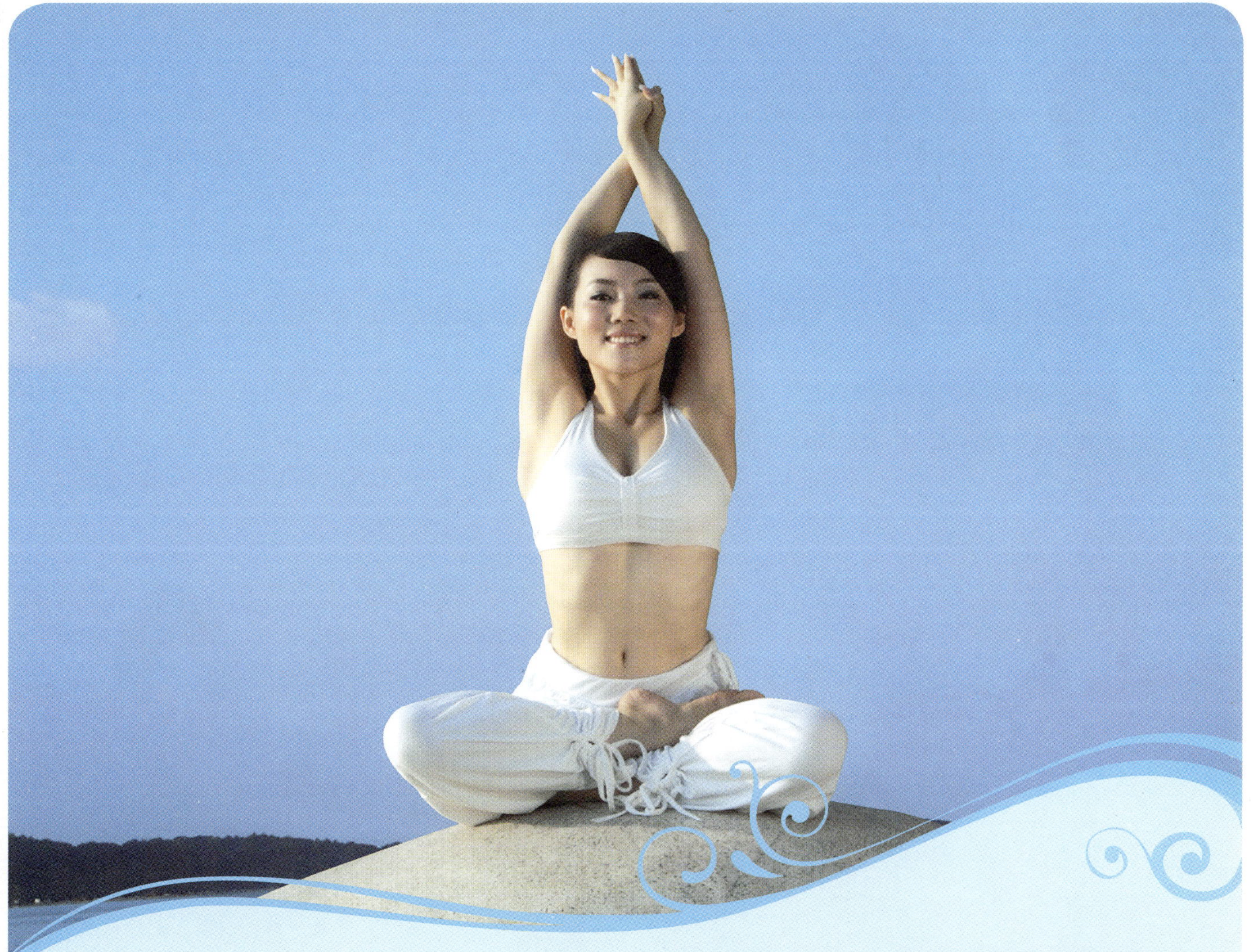

* Part 04

防病养颜瑜伽，做个健康的阳光美人

Yoga

调节内分泌

瑜伽练习对人体内分泌系统有很好的调节作用。坚持练习某些瑜伽动作，不仅可以使练习者充满女性魅力，还可预防由于内分泌紊乱引起的情绪暴躁、失眠等。

眼镜蛇扭转式

功效解析

1. 改善女性内分泌失调，防止肌肤黯沉、毛孔粗大、色斑等肌肤问题。
2. 使脊柱更有弹性，纠正不良体态，使身姿挺拔。

重复次数 2次

俯卧在垫子上，双腿并拢伸直，收紧臀部和大腿肌肉。双手放在双肩正下方，十指分开，撑住垫子。

Keep30秒

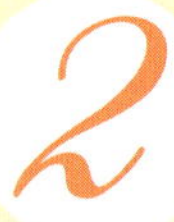

吸气，伸直手臂，慢慢向上依次抬起头部、颈部、肩部和腰腹部。呼气，头部向后仰，眼睛看向正上方。手臂不要伸直，微微弯曲双手手肘，保持这个姿势30秒左右。

温馨小提示

1. 练习过程中，双腿要始终保持伸直。同时要收紧臀部和大腿肌肉，以保护下背部不受伤。

2. 下背部有疾患的人可以将双腿稍微分开，以缓解对下背部的压力。

3. 头部和上半身要尽量向后转动，但注意髋部不要离开垫子。

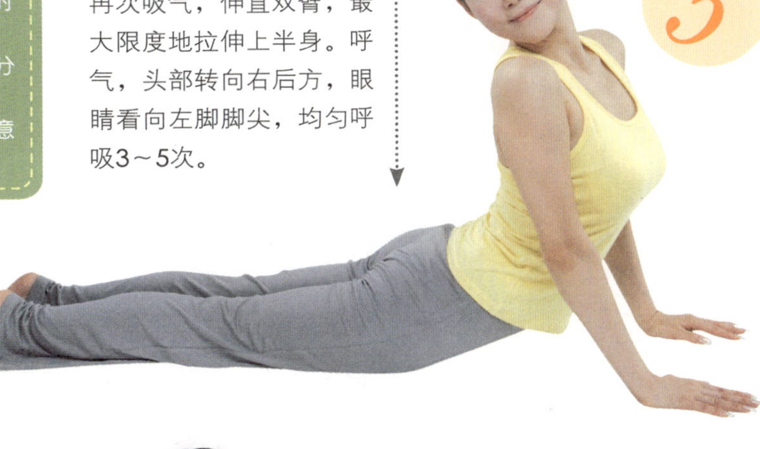

3

再次吸气，伸直双臂，最大限度地拉伸上半身。呼气，头部转向右后方，眼睛看向左脚脚尖，均匀呼吸3～5次。

4

吸气，头部带动身体回到正中；呼气，头部转向左后方，眼睛看向左脚脚尖，呼吸3～5次。

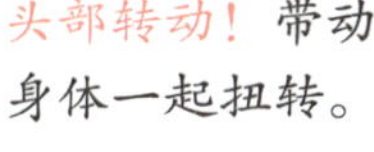

头部转动！带动身体一起扭转。

5

呼气，弯曲双肘，上身慢慢落回垫面，放松全身。

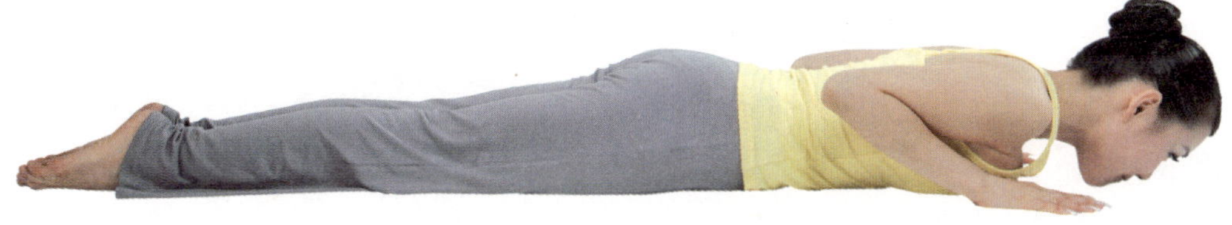

祈阳式

功效解析

1. 温和地刺激了所有的内分泌腺体，使整个内分泌系统都得到改善。
2. 防治脊柱、肺部、胃部和胸部等部位的疾病。
3. 血液倒流，滋养头部和面部，使人气色红润，头脑清醒，保持良好精神状态。

重复次数 4次

2 吸气，双臂从身体两侧向上伸展，双臂保持平行；呼气，上身和两臂向前沿弧形向地面弯曲，两只手臂始终保持平行。

Keep 10~15秒

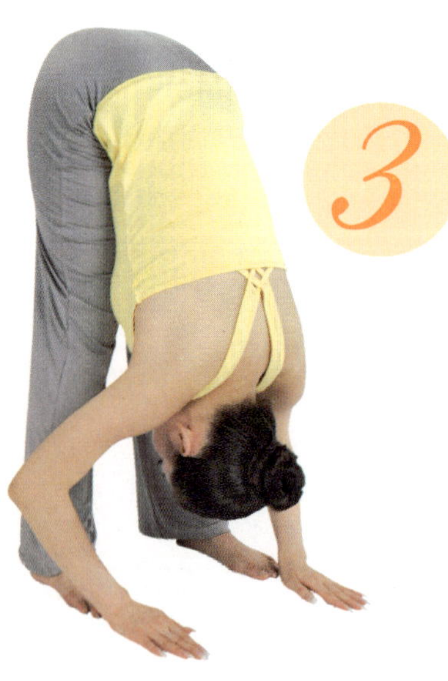

3 当双手触到垫面时，屏住呼吸，保持这个姿势10～15秒，将双手放在小腿上，沿着腿部从下而上。慢慢吸气，回复到原来站立的姿势。

1 两腿分开站立，与肩同宽，双手自然垂放在身体两侧，眼睛平视前方。

温馨小提示

当双手触碰垫面后，上身要自然放松，两腿要伸直，不能弯曲膝盖。

猫变式

功效解析

1. 刺激内分泌腺，调节激素的分泌，改善失眠头痛、月经不调、胸闷烦躁等症状，还能延缓肌肤衰老。
2. 伸展脊柱，滋养脊柱神经系统，使人保持年轻的活力。

重复次数 3次

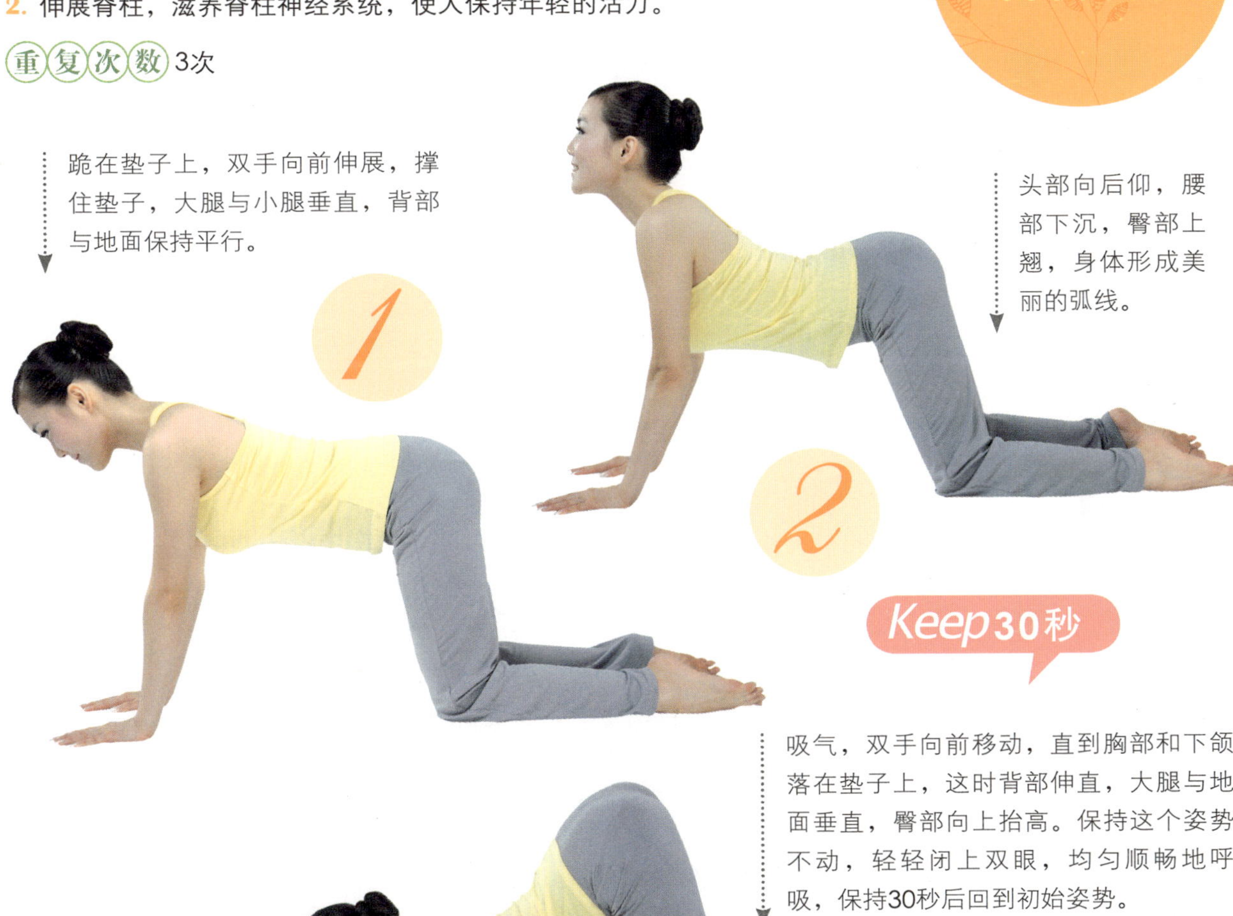

跪在垫子上，双手向前伸展，撑住垫子，大腿与小腿垂直，背部与地面保持平行。

头部向后仰，腰部下沉，臀部上翘，身体形成美丽的弧线。

吸气，双手向前移动，直到胸部和下颌落在垫子上，这时背部伸直，大腿与地面垂直，臀部向上抬高。保持这个姿势不动，轻轻闭上双眼，均匀顺畅地呼吸，保持30秒后回到初始姿势。

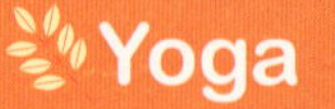

补气活血

气血是女人美丽健康的源泉，只有保证气血充足，才能绽放美丽容颜。瑜伽体式配合独特的呼吸法，能有效调理气血、滋养脏腑，有补气活血的功效，使女人从内到外都美丽健康。

站立直角式

功效解析

1. 促进全身血液循环，改善血淤，使肌肤白皙柔嫩，富有光泽。
2. 温暖全身，改善手脚冰冷的毛病。

重复次数 4次

1 自然站立，双腿并拢伸直，手臂贴于身体两侧，均匀调整呼吸。

2 吸气，双臂从身体两侧向上伸展，举过头顶，十指相扣；呼气，上身向前倒下，与地面保持平行，双臂尽量向前方伸展。然后眼睛看向指尖方向，保持以上姿势，做5~8次呼吸，慢慢立起上身。

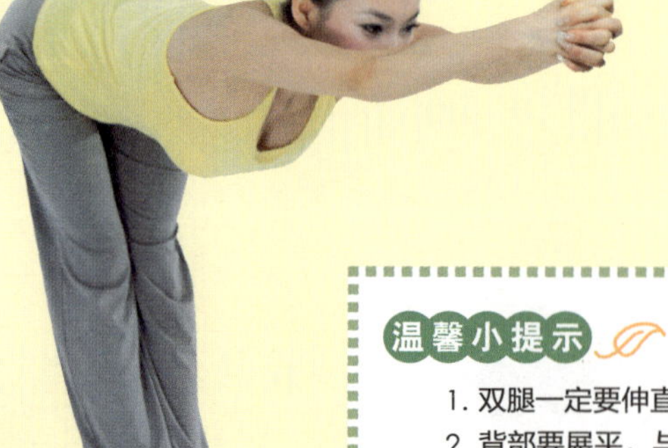

温馨小提示

1. 双腿一定要伸直，不能弯曲膝盖。
2. 背部要展平，与地面保持平行，不能塌腰也不能弓背。

反弓三角式

功效解析

1. 补气活血，使肌肤保持年轻健康的状态，富有光彩。
2. 伸展、挤压脊柱，预防脊椎病的发生。
3. 加强腿部力量，促进腿部血液循环，预防静脉曲张。

重复次数 4次

1

自然站立，双脚分开大约两肩宽，两臂自然垂放于体侧。

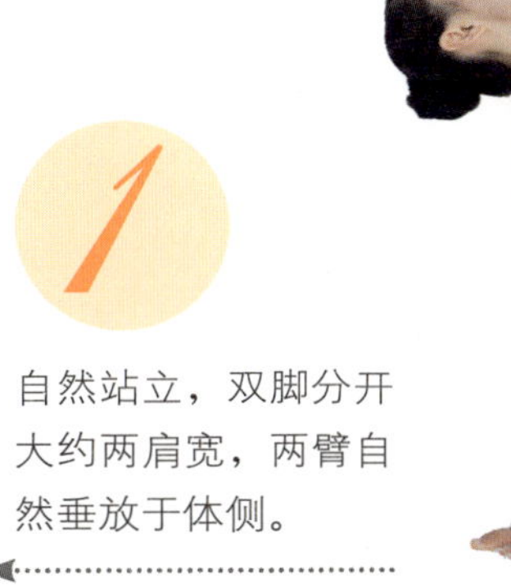

2

吸气，两臂侧平举，弯曲右膝；呼气，上身向右侧倒下，右臂垂直于地面。左臂向头顶上方伸直，双眼望向左手指方向。

Keep 30秒

3

调整呼吸，扭转脊柱，左手向下握住右脚脚踝，弯曲右肘，右臂揽于后腰处，头部和颈部向右上方扭转，眼睛看向上方。保持以上姿势30秒，慢慢回复到初始姿势，调匀呼吸后，开始另一侧的练习。

Yoga

调节经期不适

痛经、月经不调是不少女性的烦恼，选择瑜伽作伴，可以通过体式训练按摩腹内器官，促进骨盆区域的血液循环，改善痛经、月经失调等问题。

磨豆式

功效解析

1. 促进骨盆区域的血液循环，改善腹痛、腹胀等经期不适症。
2. 锻炼腰腹部，减少腰部多余脂肪。

重复次数 3次

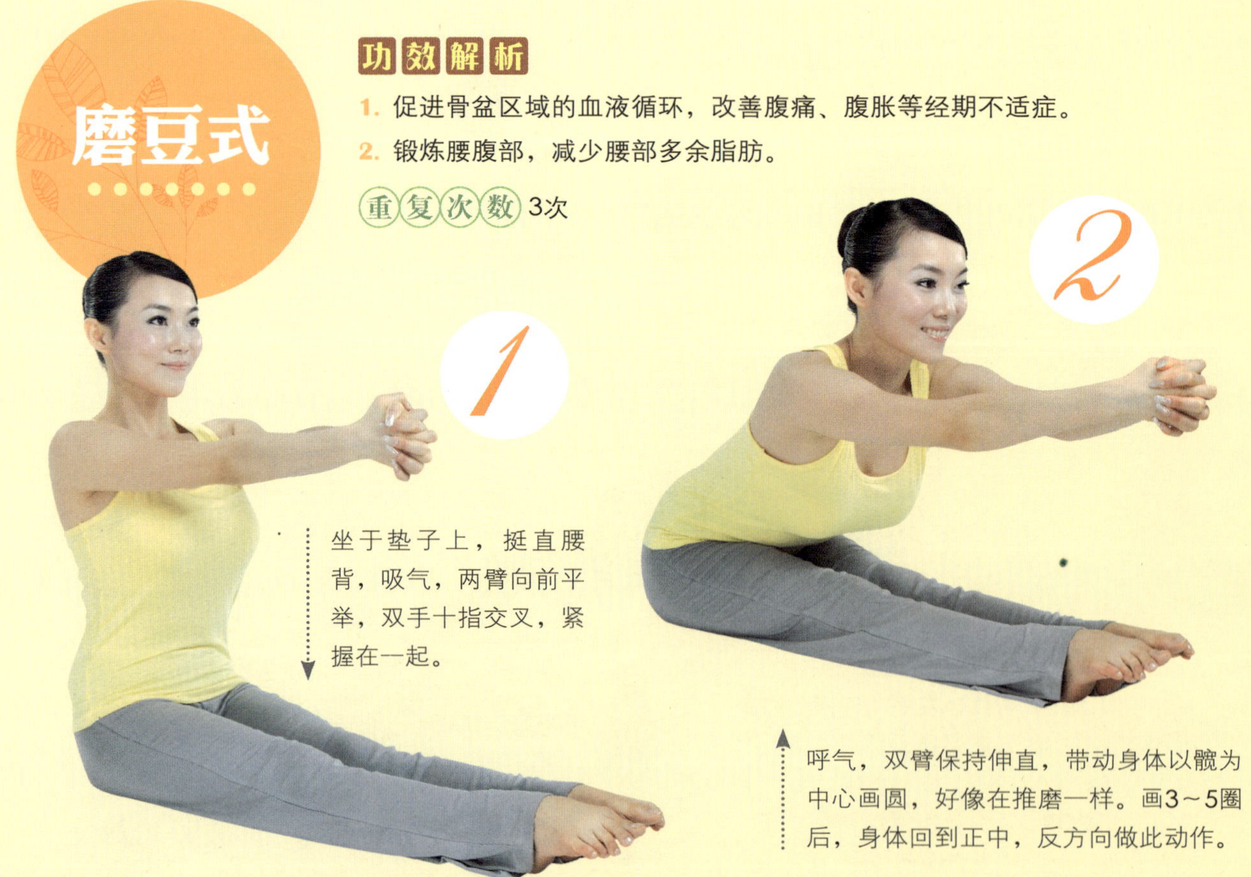

1 坐于垫子上，挺直腰背，吸气，两臂向前平举，双手十指交叉，紧握在一起。

2 呼气，双臂保持伸直，带动身体以髋为中心画圆，好像在推磨一样。画3～5圈后，身体回到正中，反方向做此动作。

花环式

功效解析

1. 促进骨盆区域的血液循环，有利于生殖器官的健康，还能改善经期不适。
2. 伸展背部，消除女性月经期发生的背痛。
3. 促进头部血液循环，消除面色晦黯，使肌肤白皙明亮。

重复次数 3次

1

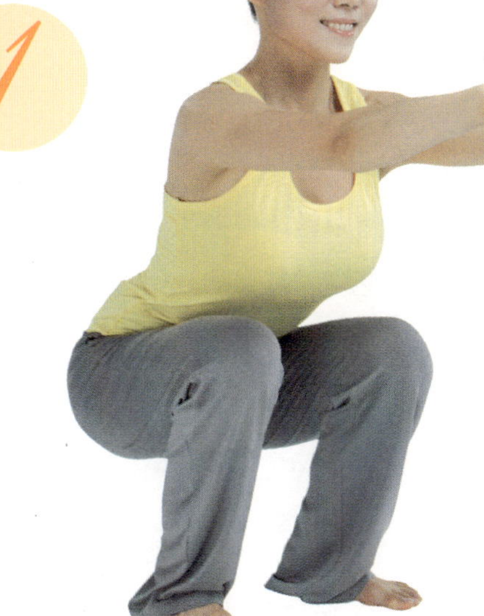

双腿并拢蹲在垫子上，吸气，上身微微向前倾，双臂向前平举，掌心向下，眼睛平视前方。

2

呼气，两腿分开，上身继续向前倾，双手经双膝内侧绕到腿后，抓住双脚脚踝。尽量向下低头，额头触碰垫子。

Keep 30秒

3

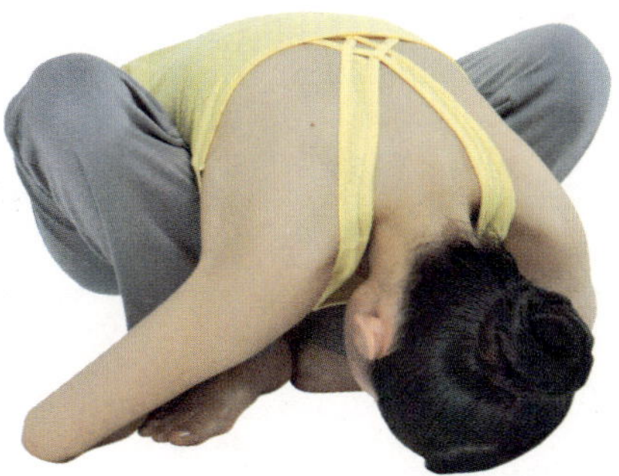

保持以上姿势30秒，吸气，抬头，双手松开脚踝，放松全身。

Yoga

卵巢保养

瑜珈对于卵巢有很好的保养作用。它通过特殊的体式锻炼，配以神奇呼吸法，促使卵巢发挥正常的生理功能，能延缓衰老，预防各种妇科疾病。

束角式

功效解析

1. 按摩卵巢，使卵巢发挥正常的生理功能。
2. 促进腹部血液循环，纠正月经周期不规则。
3. 怀孕前的女性经常练习这个姿势，分娩时将更容易。

重复次数 3次

1 坐在垫子上，挺胸抬头，打开双肩，弯曲双膝，脚心相对。双手握住脚尖，将双脚拉向会阴处。

2 Keep 30秒

吸气，向上伸展脊柱。呼气，上身向前倾，直到腹部贴近双脚，头部接触垫面。双手手肘向两侧打开，将膝盖压向垫面。

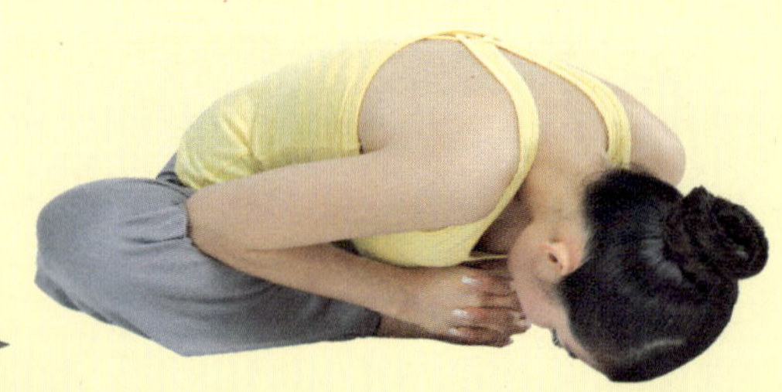

3 保持以上姿势30秒，手臂向前伸展，带动上身继续向下弯，尽可能地伸展脊柱。

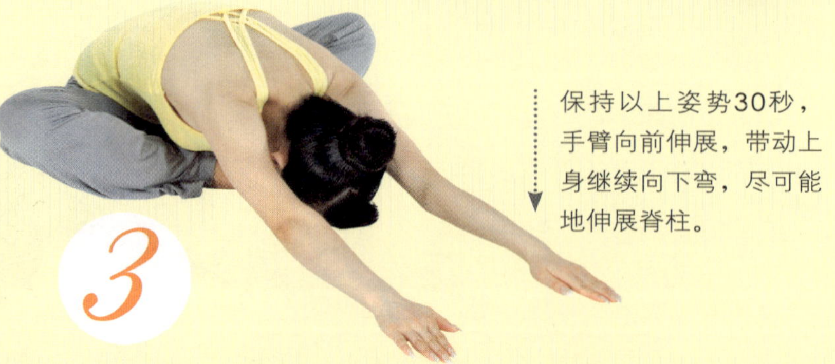

蝴蝶式

功效解析

1. 腹部下压，促进腹腔的血液循环，使卵巢和子宫都得到滋养。
2. 辅助治疗坐骨神经痛，预防疝气。
3. 打开骨盆，增强髋关节的柔韧性；减轻腿部压力，消除腿部肿胀。

重复次数 3次

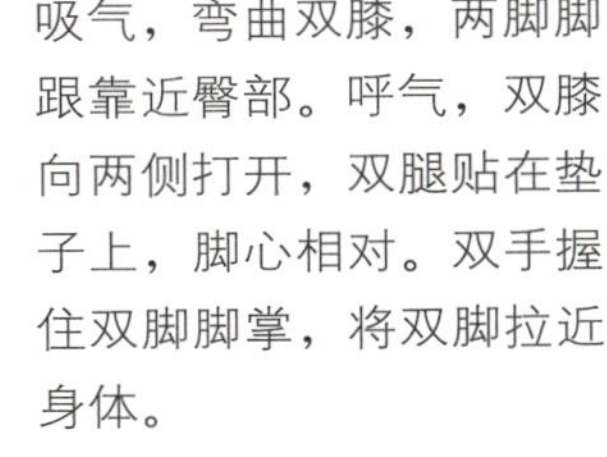

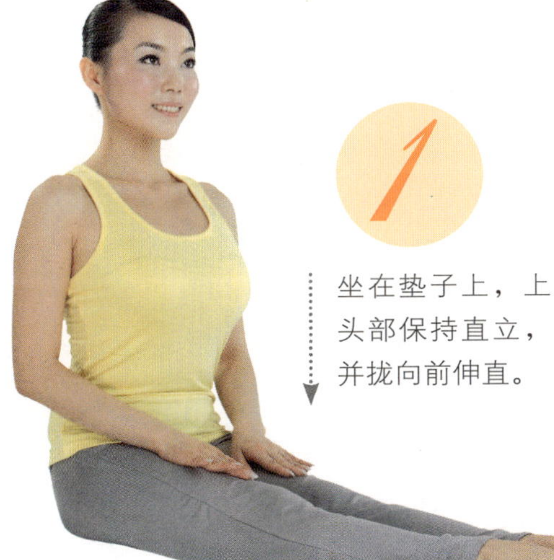

1 坐在垫子上，上身和头部保持直立，双腿并拢向前伸直。

2 吸气，弯曲双膝，两脚脚跟靠近臀部。呼气，双膝向两侧打开，双腿贴在垫子上，脚心相对。双手握住双脚脚掌，将双脚拉近身体。

3 用双手按住左右膝盖，轻轻地上下弹动双膝，双腿就像蝴蝶的翅膀一样不停地上下扇动。当感到双腿有些累时，放下双手，双腿向前伸直，轻轻地抖动，放松。

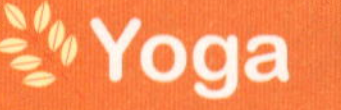

舒筋活骨，打败办公室综合征

职业人群最易出现鼠标手、手机肘、屏幕脸等办公室综合征，利用闲暇时间可以尝试练习瑜伽，它能舒展全身筋骨，有效打败办公室综合征。

风车式

功效解析

1. 松弛紧张的腰背部，伸展腿部后侧的肌腱，减轻工作一天后的疲劳感。
2. 调理神经系统，有良好的减压作用，使人精神愉悦。

重复次数 左右两侧各做3次

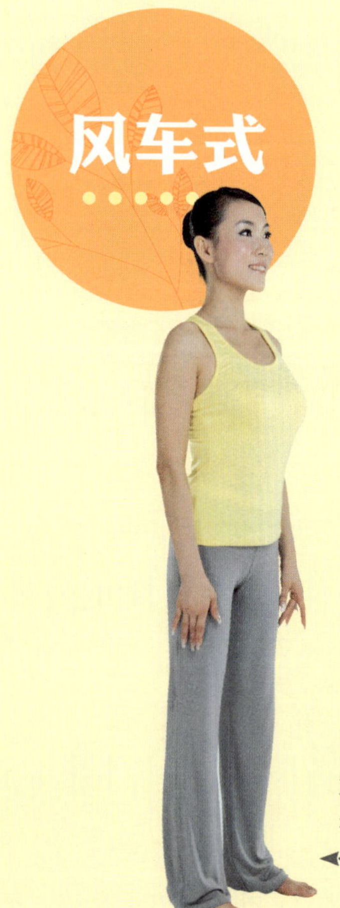

1 自然站立，双手自然垂放在身体两侧，眼睛平视前方。

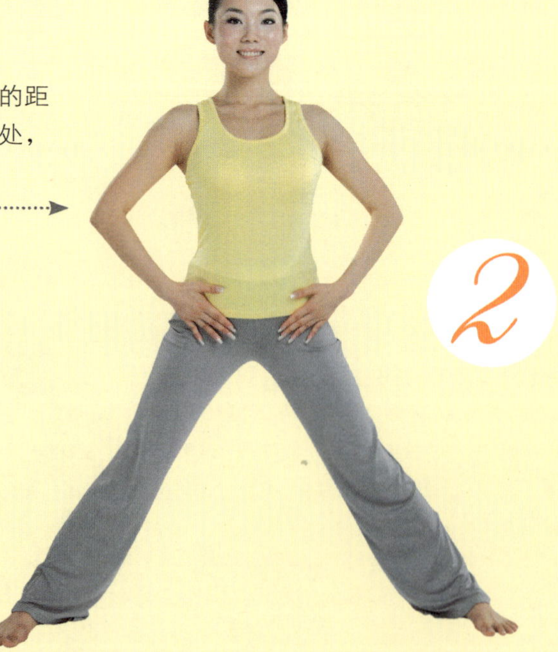

2 双腿分开大约两肩宽的距离，双手放于髋关节处，两眼平视前方。

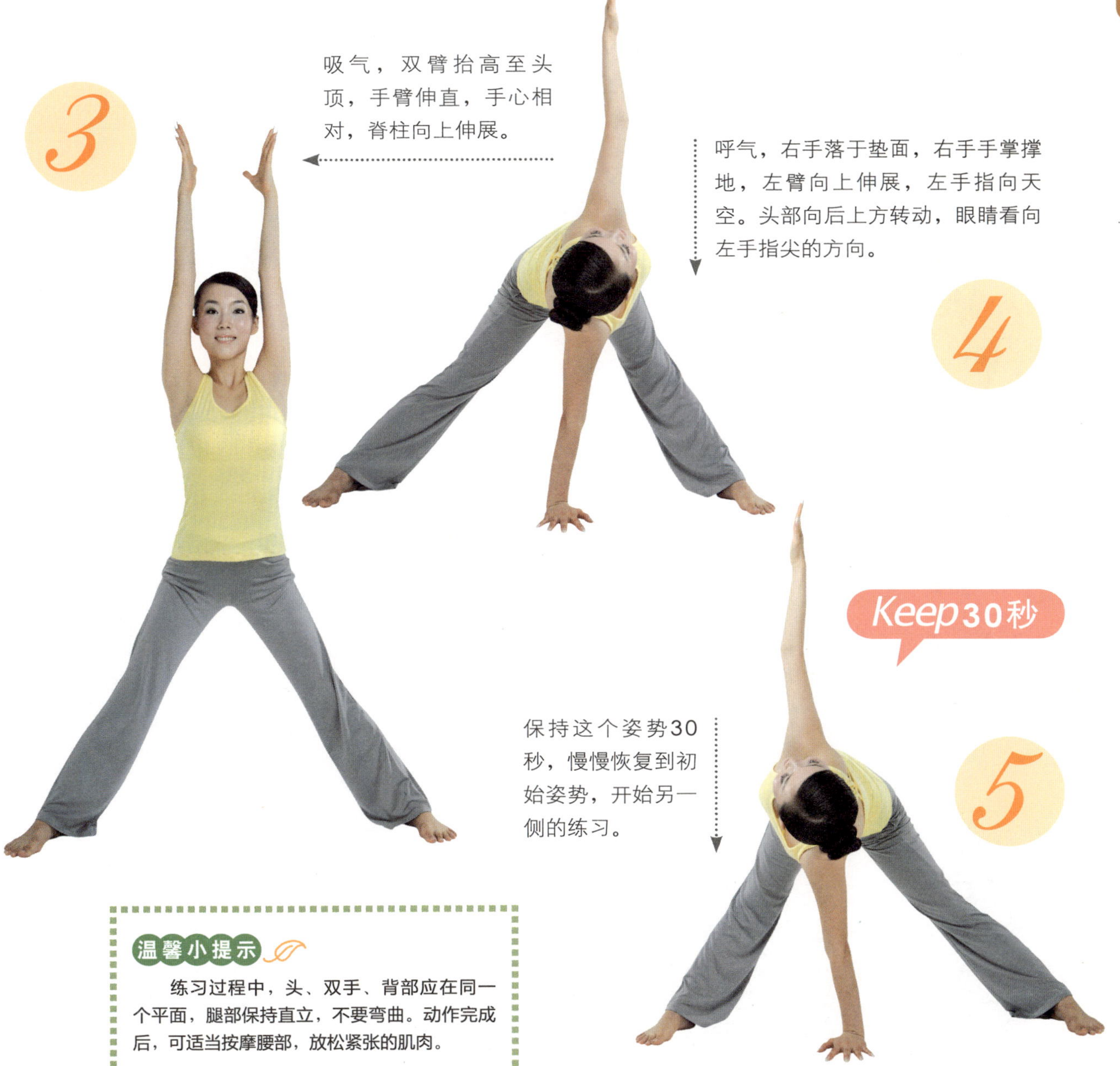

吸气，双臂抬高至头顶，手臂伸直，手心相对，脊柱向上伸展。

呼气，右手落于垫面，右手手掌撑地，左臂向上伸展，左手指向天空。头部向后上方转动，眼睛看向左手指尖的方向。

保持这个姿势30秒，慢慢恢复到初始姿势，开始另一侧的练习。

温馨小提示

练习过程中，头、双手、背部应在同一个平面，腿部保持直立，不要弯曲。动作完成后，可适当按摩腰部，放松紧张的肌肉。

骑马式

功效解析

1. 增强腿部力量，以及膝关节的柔韧性，避免腿部僵硬。
2. 拉伸腿部肌肉，预防腿部静脉曲张。
3. 滋养面部，消除肤色黯沉，使肌肤水嫩光洁。

重复次数 左右两侧各做5次

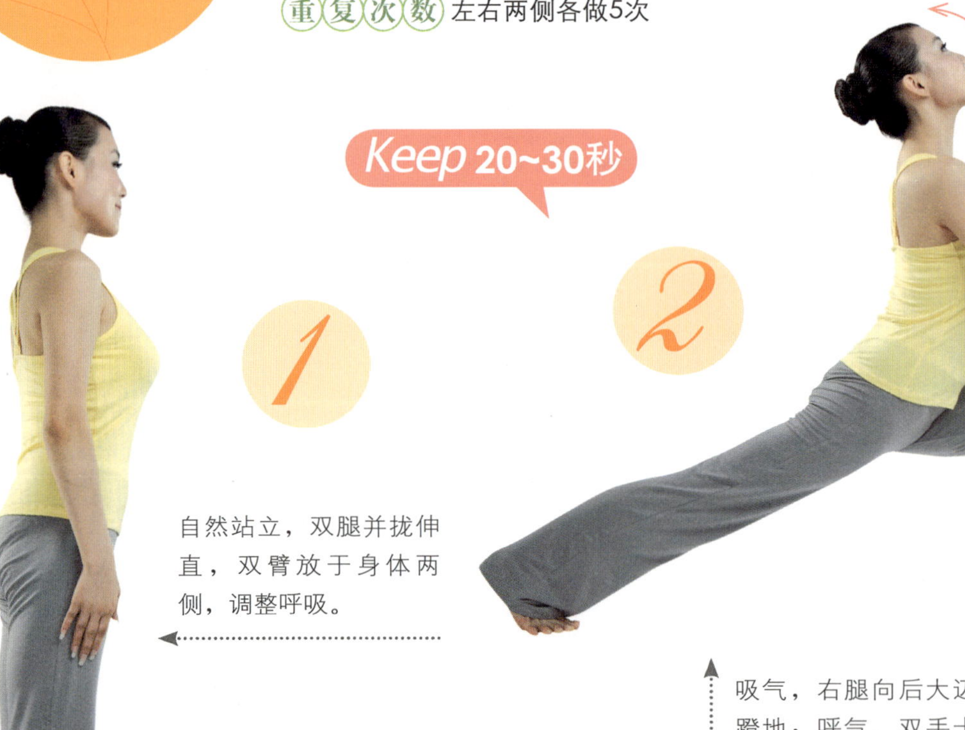

自然站立，双腿并拢伸直，双臂放于身体两侧，调整呼吸。

吸气，右腿向后大迈一步，右脚脚尖蹬地；呼气，双手十指交叉，撑在左膝上，上身和头部向后仰，双腿轻轻向下弹动。保持以上姿势20～30秒，将右腿收回至左腿旁，左脚向后大迈一步，做反方向练习。

温馨小提示

脚向后迈步后，脚尖要蹬地，并注意膝盖不要落地，这样可以加大对腿部肌肉和韧带的拉伸。

摩天式

功效解析

1. 增强脊柱的柔韧性，防治颈椎病、腰酸背痛等办公室综合征。
2. 增强消化系统的功能，改善消化不良，消除便秘等症状。
3. 减少手臂、腰腹部和腿部的多余脂肪。

重复次数 6次

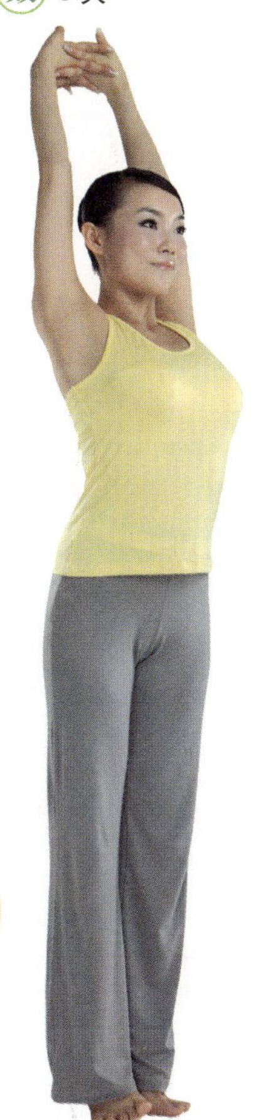

1 站立在垫子上，两脚并拢，双臂向头顶上方伸展，翻转手掌，掌心朝上。

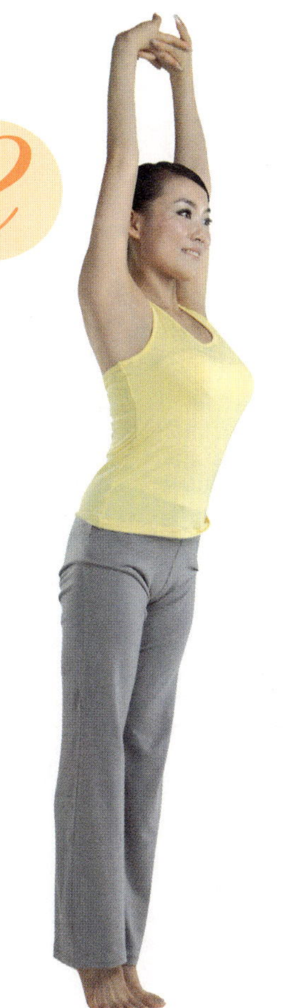

2 吸气，双脚脚跟向上提起，手臂带动上身向上伸展。

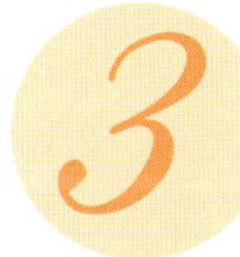

3 呼气，双脚脚跟慢慢落回垫子上，双臂下垂于身体两侧。当动作熟练以后，可以保持脚尖着地的姿势不断走动。

温馨小提示 

1. 手臂向上伸展时，最好向内夹紧双耳。脚跟尽量向上抬起，以脚尖着地支撑全身重量。

2. 女性经期不要练习这个姿势。

单腿交换伸展式

功效解析

1. 温和地按摩腰腹部，刺激内分泌腺，促进激素的分泌，防病养颜，延缓衰老。
2. 促进面部血液循环，柔嫩肌肤，减少面部皱纹，保持肌肤弹性。

重复次数 4次

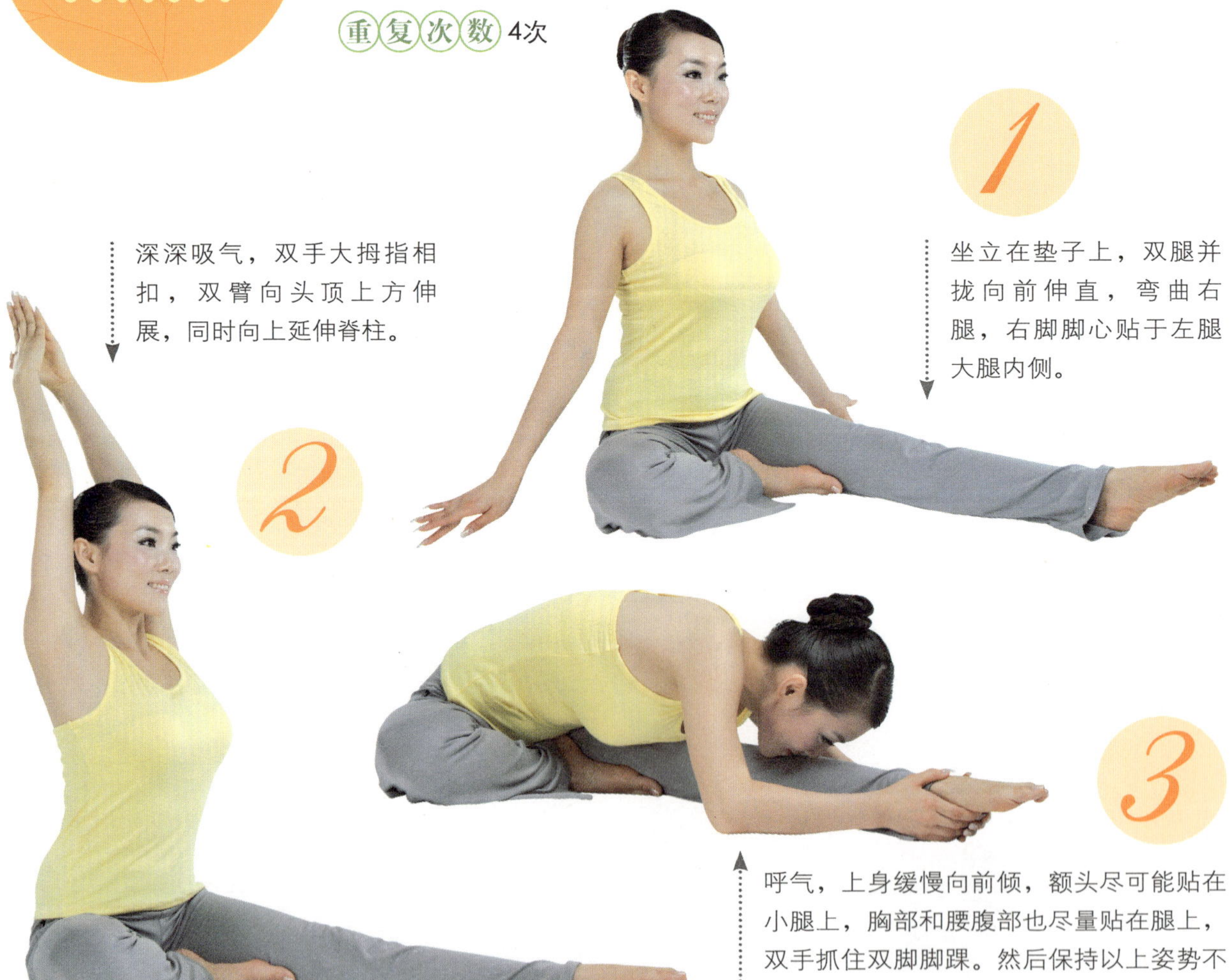

1 坐立在垫子上，双腿并拢向前伸直，弯曲右腿，右脚脚心贴于左腿大腿内侧。

2 深深吸气，双手大拇指相扣，双臂向头顶上方伸展，同时向上延伸脊柱。

3 呼气，上身缓慢向前倾，额头尽可能贴在小腿上，胸部和腰腹部也尽量贴在腿上，双手抓住双脚脚踝。然后保持以上姿势不动，均匀地呼吸5~6次，慢慢抬起上身，换左腿弯曲进行练习。

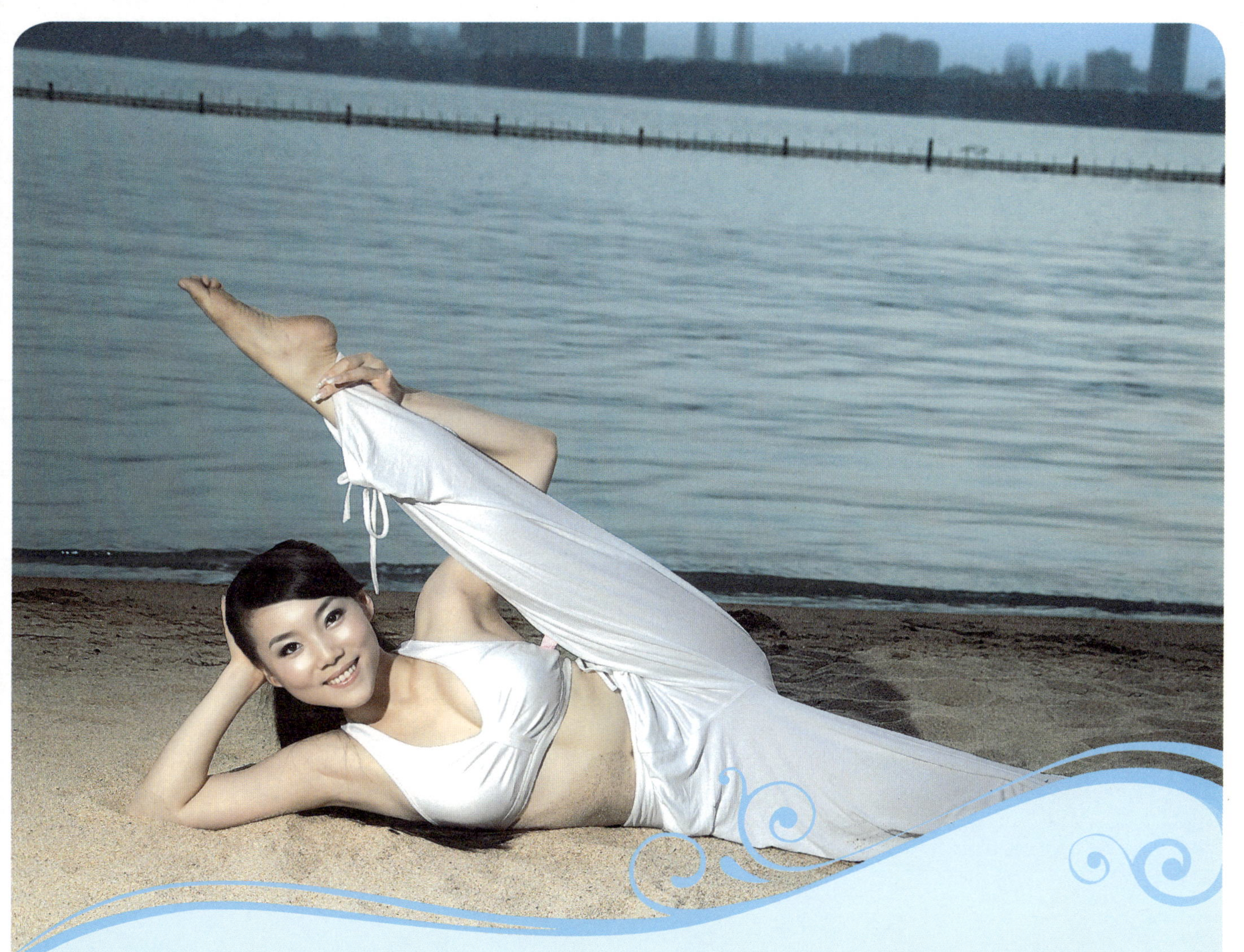

*Part

05

调理身心，

修炼优雅女人味

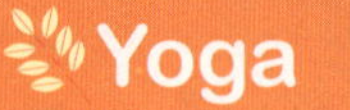

优雅体态

瑜伽不仅是一项塑身运动，还是一项优雅的健身方式。坚持瑜伽练习，可以纠正不良体态，还可以从内调理心灵，使身心保持惬意，避免急躁，由内而外地呈现优雅的气质美。

鸽子式

功效解析

1. 充分伸展腿部、髋部、腰腹部、胸部和颈部等部位，使身姿更加挺拔，体态更加优雅。
2. 对腰腹部的拉伸作用很强，有助于消除腰部腹赘肉。
3. 能够促进全身的血液循环和新陈代谢，消除身心疲劳，使人恢复精力。

重复次数 左右两侧各做3次

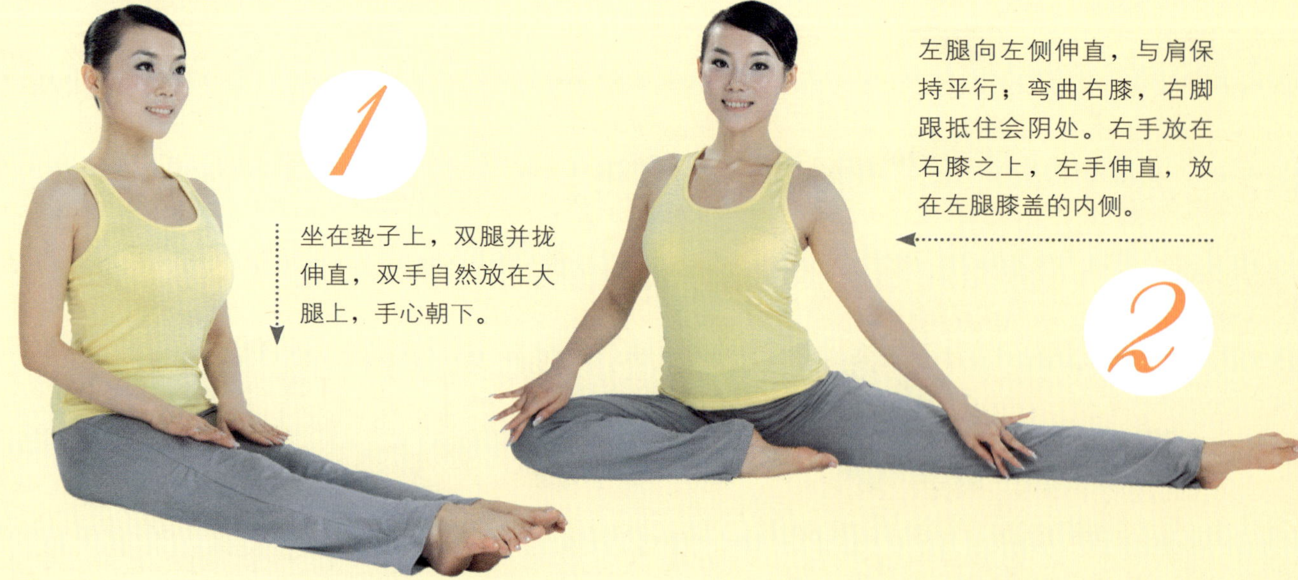

1 坐在垫子上，双腿并拢伸直，双手自然放在大腿上，手心朝下。

2 左腿向左侧伸直，与肩保持平行；弯曲右膝，右脚跟抵住会阴处。右手放在右膝之上，左手伸直，放在左腿膝盖的内侧。

温馨小提示

1. 背部要始终保持直立，头部也要向上抬高，增强对身体的拉伸。

2. 用手肘扣住的那一条腿应与身体在一个平面，不要弯曲。

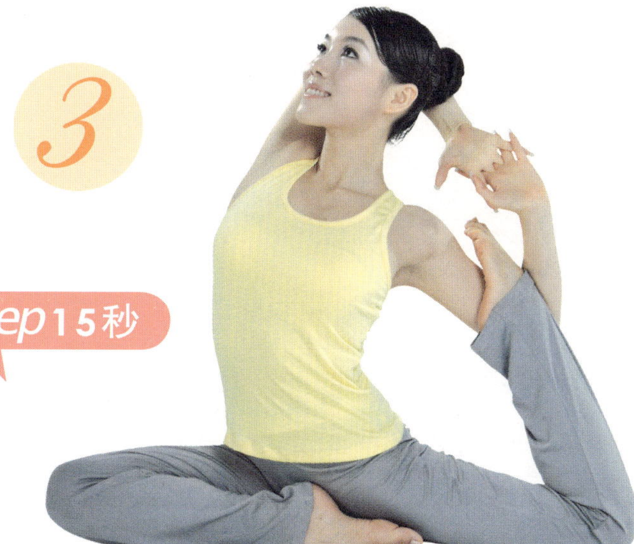

3

Keep 15秒

吸气，上身稍微向右转。左腿弯曲，仅以左膝着地，左手肘内侧揽住左脚背，右手绕过头顶与左手相握。头部稍微向右转，保持此姿势15秒。

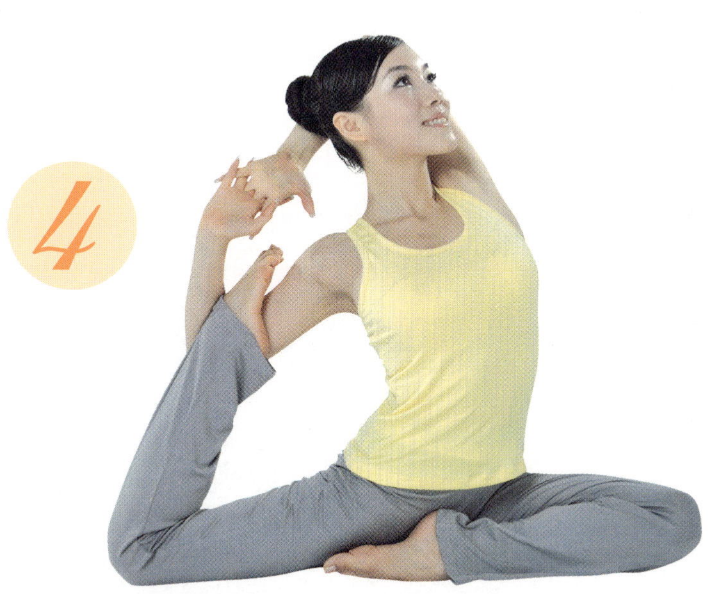

4

慢慢放下双手和左脚。休息片刻，换另一侧继续练习。

Easy 降低难度

当左手肘揽住左脚背时，也可以不用将右手绕过头顶，让双手在身体前方相握即可。

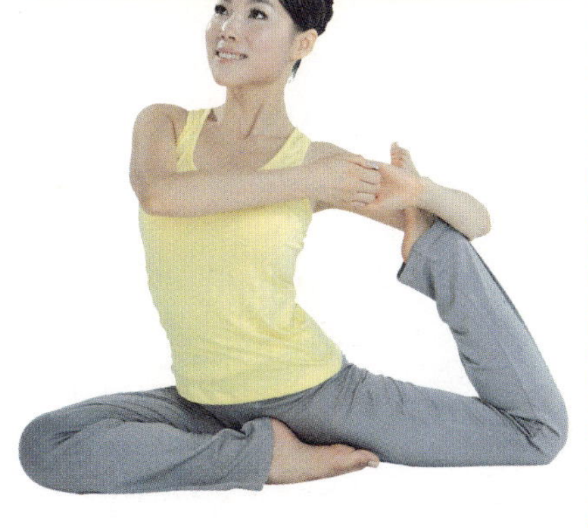

毗湿奴式

功效解析

1. 收紧腰腹部肌肉，拉伸腿部肌肉和韧带，使身材更加苗条。
2. 纠正变形的骨盆和脊柱，使体态优雅迷人。

重复次数 左右两侧各6次

1

右侧卧，身体呈一条直线。弯曲右臂，右上臂贴垫子，右手撑起头部；左手放在肚脐前方的垫子上，绷直脚尖，保持身体平衡。

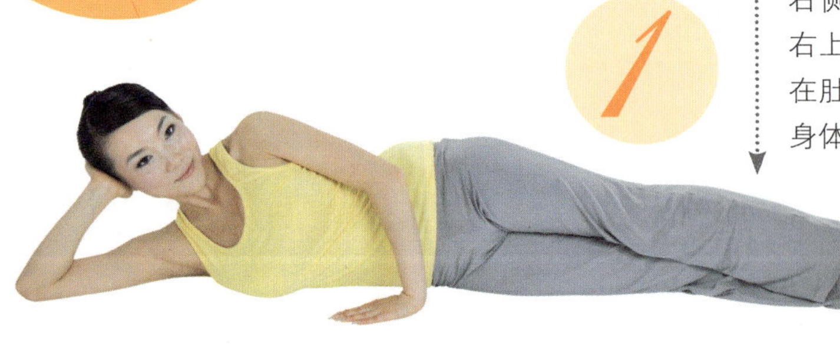

吸气，慢慢抬高左腿，左手握住左脚踝，使左腿绷直，尽量靠近头部，双腿呈一条直线。保持这个姿势不动，做5～6次均匀呼吸。然后呼气，慢慢放松，开始反方向练习。

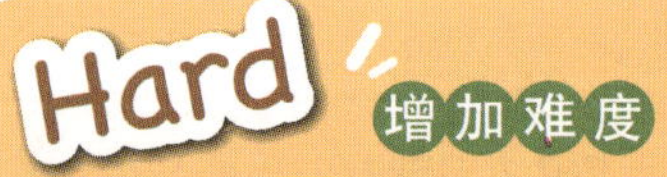

增加难度

侧卧时，可以不用弯曲手肘，直接伸直手臂，用手掌撑住垫子，能够加强对手臂和侧腰部位的锻炼。

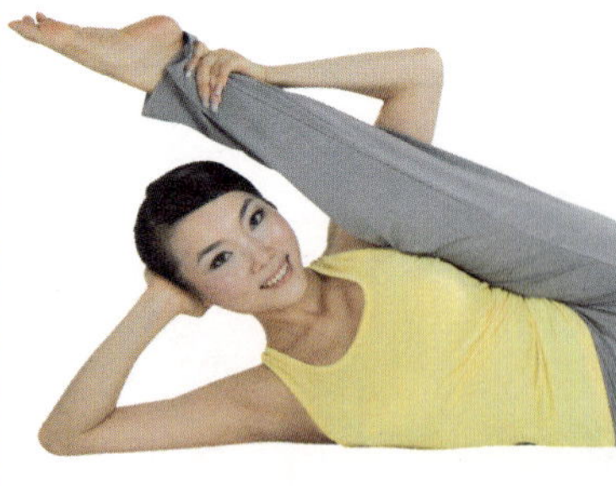

2

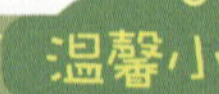

温馨小提示

1. 侧卧时，头部、腰腹部和双腿应该在同一条直线上，不要向后翘臀，也不要向前顶髋。

2. 腿部向上抬高时，骨盆不能前倾也不要后仰。

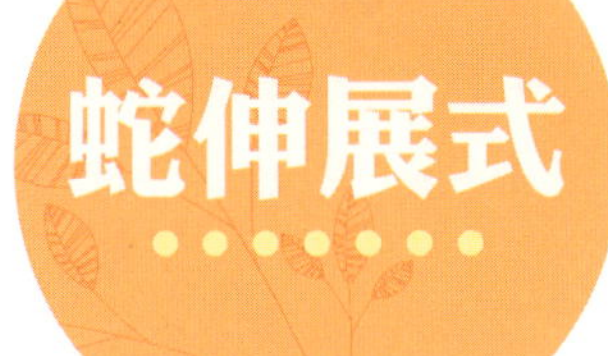

功效解析

1. 舒展背部肌肉，调节脊柱神经，纠正驼背，使体态优雅迷人。
2. 加强对腰腹部的锻炼，减少这两个部位的赘肉。

重复次数 6次

1

俯卧在垫子上，双腿并拢伸直，双手于体后十指交叉相握，下巴贴近垫子。

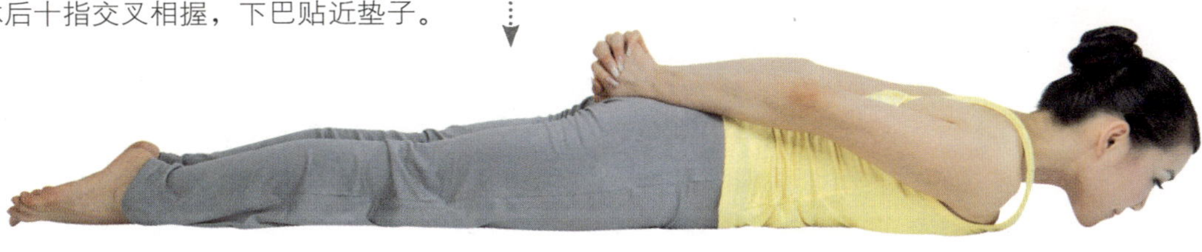

2

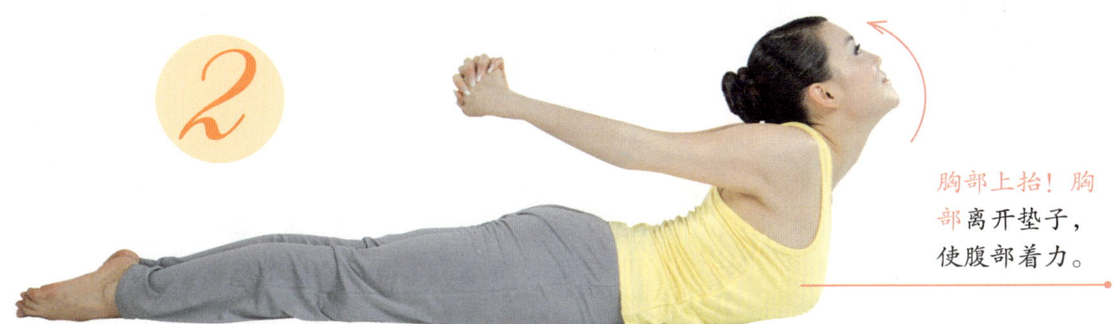

胸部上抬！胸部离开垫子，使腹部着力。

吸气，胸部离开垫子，手臂和背部充分向后伸展，头部尽量向后仰，调整呼吸。呼气，上身慢慢落回垫面，下巴贴近垫子，双臂放于身体两侧，放松全身。

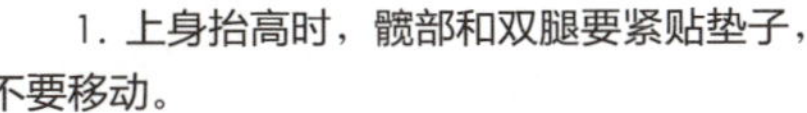

1. 上身抬高时，髋部和双腿要紧贴垫子，不要移动。

2. 练习过程中要始终保持均匀顺畅的呼吸，不要屏气，以免引起头痛。

Yoga

缓解压力

紧张、压力常常让人陷入亚健康状态，瑜伽则是缓解压力的不二法则。通过呼吸练习和冥想修炼，配合瑜伽体式，能消除紧张、烦躁的负面情绪，使人恢复积极健康的面貌。

卧英雄式

功效解析

1. 减轻工作和生活中的压力，消除紧张情绪，使人心情舒畅。
2. 消除腿部疲劳，减轻腿部疼痛，增强双膝和脚踝的柔韧性。

重复次数 4次

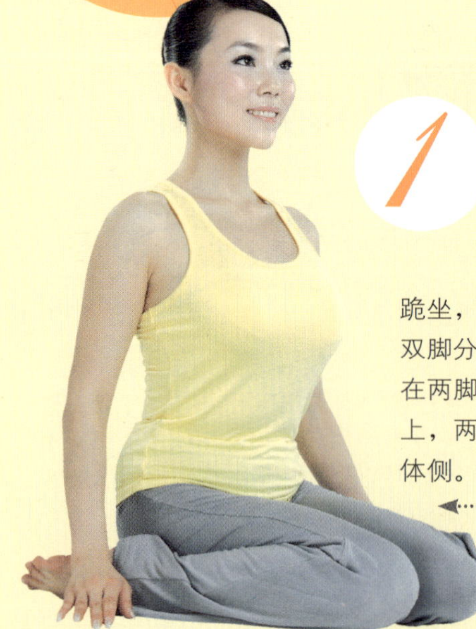

1

跪坐，双膝并拢，双脚分开，臀部坐在两脚之间的垫子上，两手自然放于体侧。

2

呼气，上身缓慢向后仰，双肘撑住垫子，双手手掌分别放在左右脚掌上，身体重心放在肘关节。

3

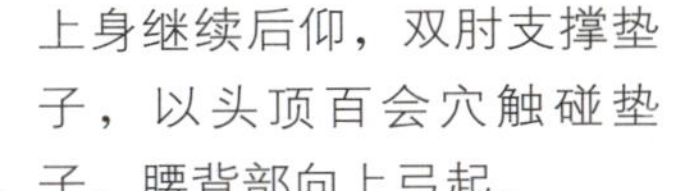
上身继续后仰，双肘支撑垫子，以头顶百会穴触碰垫子，腰背部向上弓起。

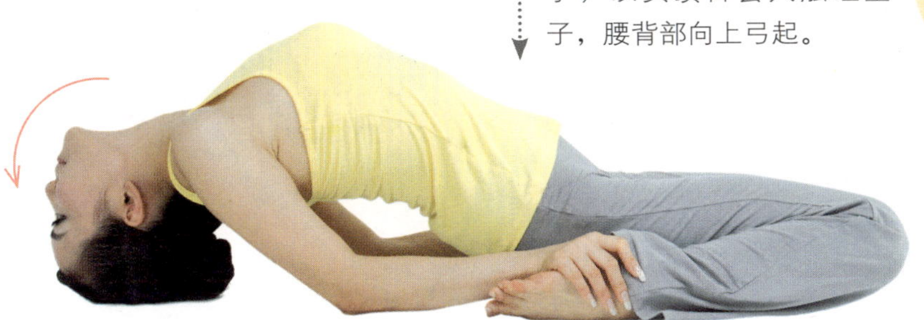

4

将头部向前滑动，后脑勺着垫，同时腰背部落回垫子，松开双手，双臂伸直放于体侧，掌心朝上。

Keep 20秒

5

双手向头部后方伸展，双臂伸直，肩胛骨不要离开垫子，保持这个姿势20秒，然后慢慢放松全身。

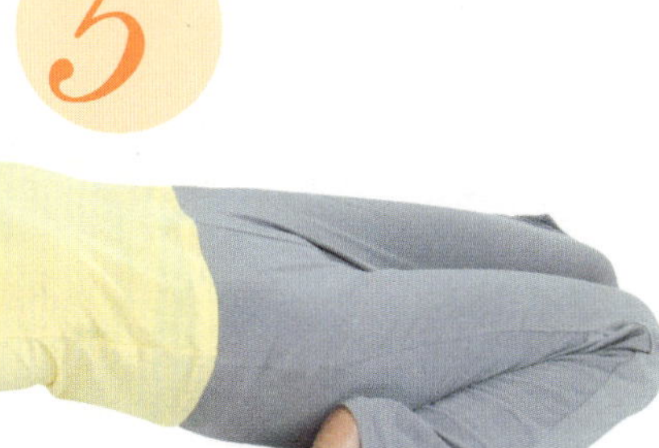

棍式平衡

功效解析

1. 全面拉伸脊柱，使身心放松，缓解压力与紧张。
2. 提高身体的平衡性和整体协调力。

重复次数 双腿轮换，重复3次

1

挺直腰背站立，将球放在身体前方0.5米处，身体慢慢前倾，左手扶住球面，左腿向后伸直，右腿保持直立，重心放在右腿上。

Keep 30秒

左手轻压球面，身体继续向前倾，同时抬高左腿，直到与地面平行。右臂慢慢向前伸直，手指指向前方，与左腿呈一条直线。保持姿势30秒，然后换另一侧继续练习。

敬礼式

功效解析

1. 有效放松身心，减轻压力，改善焦虑等不良情绪。
2. 锻炼颈部、肩部和膝关节等部位，提高身体的平衡性。

重复次数 3次

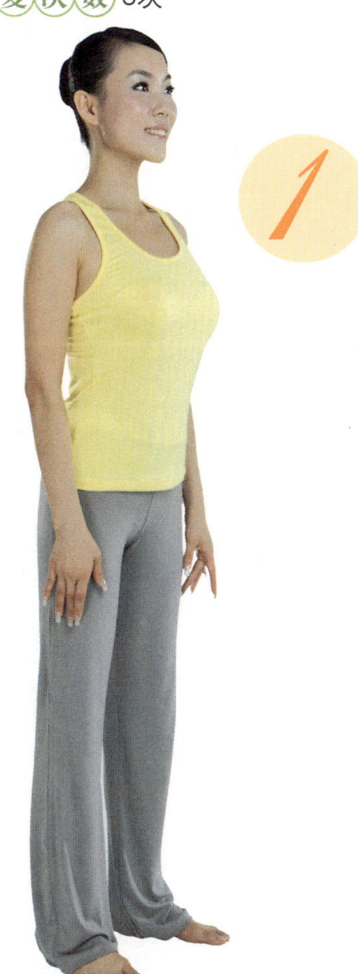

1

自然站立于垫子上，双手放于身体两侧，双眼正视前方。

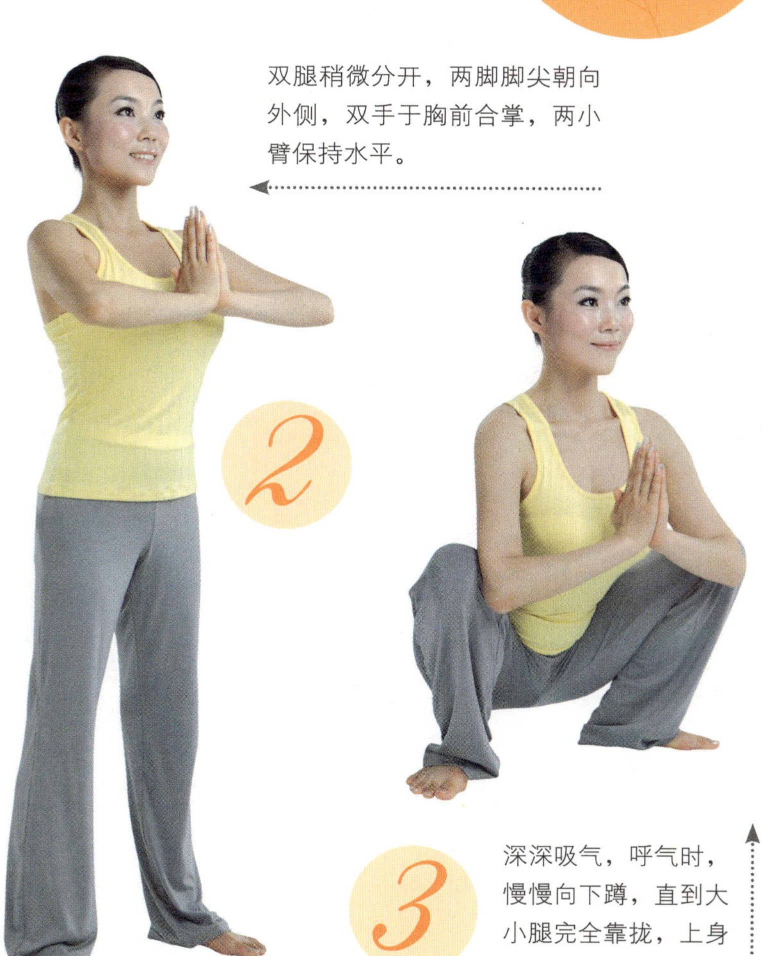

2

双腿稍微分开，两脚脚尖朝向外侧，双手于胸前合掌，两小臂保持水平。

3

深深吸气，呼气时，慢慢向下蹲，直到大小腿完全靠拢，上身始终保持直立。

Keep10秒
头部后仰！充分拉伸颈部前侧。
4
5
双手伸直！不要弯曲。

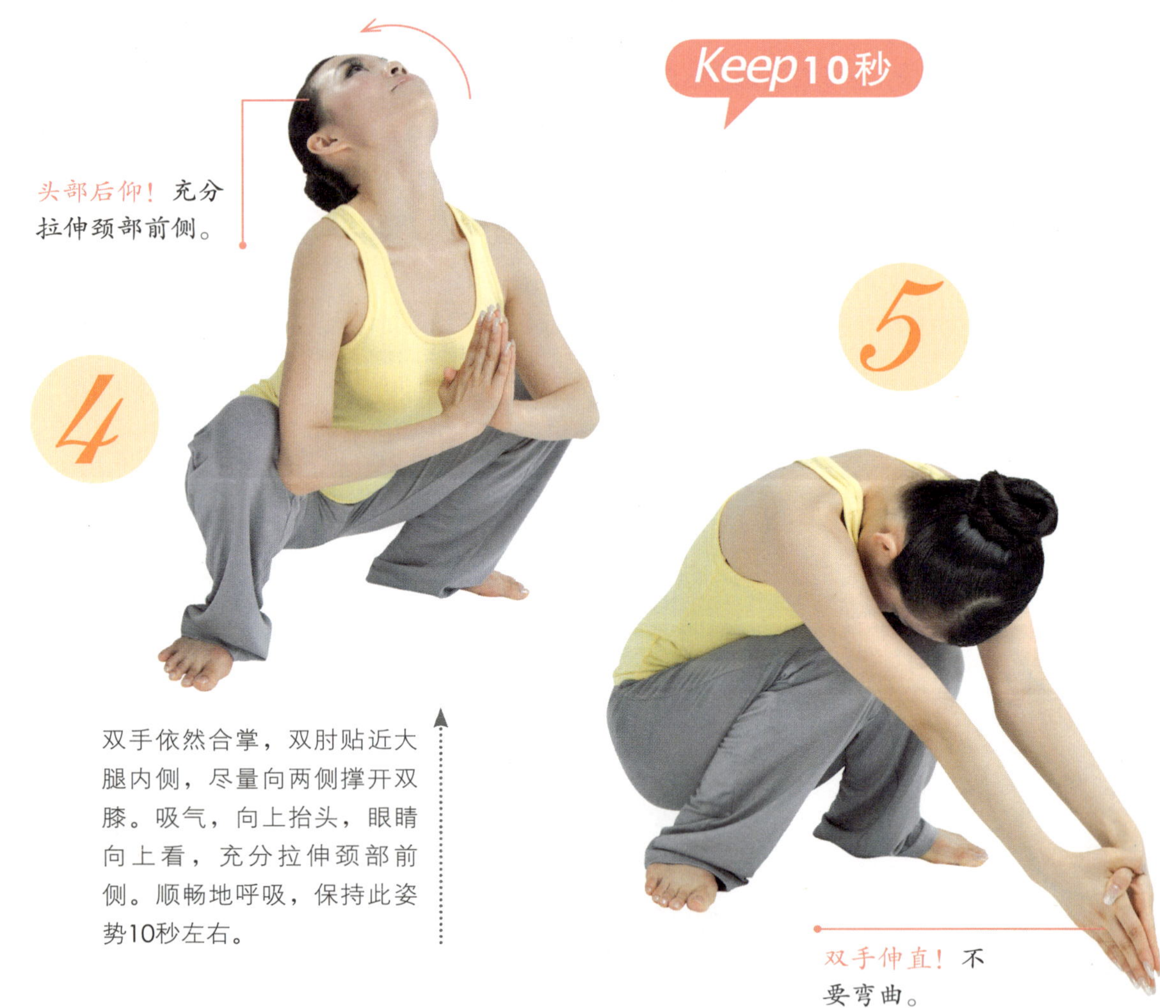

双手依然合掌，双肘贴近大腿内侧，尽量向两侧撑开双膝。吸气，向上抬头，眼睛向上看，充分拉伸颈部前侧。顺畅地呼吸，保持此姿势10秒左右。

呼气，向下低头，用下巴去靠近前胸。双手保持合掌，双臂向前伸直，同时合拢双膝，将身体向前推，双手指尖触地。调息数次后慢慢放松全身。

温馨小提示

做这个姿势时，背部要始终保持平直，不能弓背。此外，双脚要紧紧抓住垫面，以保持身体的平衡。

倒箭式

功效解析

1. 调理神经系统，对因压力过大引起的失眠、头痛以及心烦易怒等有一定的改善作用。
2. 按摩腹内器官，清洁肠道，防治便秘。
3. 消除腿部肌肉紧张，放松双脚脚踝。

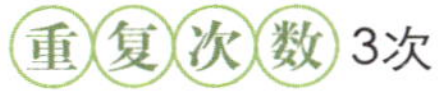

3次

1

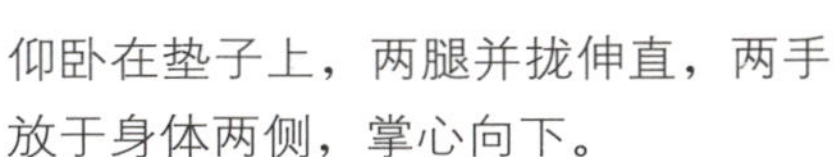

仰卧在垫子上，两腿并拢伸直，两手放于身体两侧，掌心向下。

两臂向下按，双腿缓慢抬离垫子，与地面呈90°角，脚尖绷直。

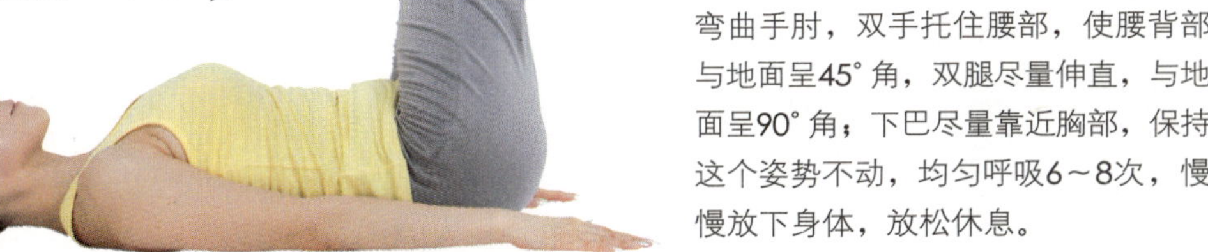

3

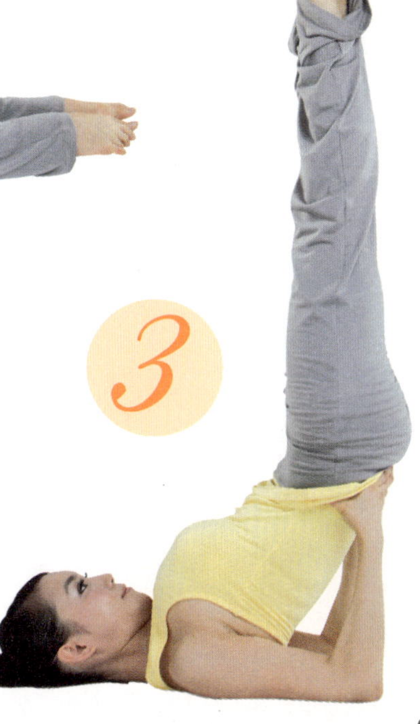

弯曲手肘，双手托住腰部，使腰背部与地面呈45°角，双腿尽量伸直，与地面呈90°角；下巴尽量靠近胸部，保持这个姿势不动，均匀呼吸6～8次，慢慢放下身体，放松休息。

Yoga

消除疲劳

瑜伽体式强调身体在完全放松的状态下练习，这样不仅能帮助放松全身部位，消除忙碌后的疲劳，还可用于睡前练习。坚持练习能改善睡眠质量，让人呈现神采奕奕的良好形象。

两侧摇摆式

功效解析

1. 放松腰腹部、髋部和腿部，消除久坐后的疲劳感。
2. 刺激腹部，消除腹中胀气，对胃气胀有很好的改善作用。
3. 促进背部血液循环，消除背部僵硬感和疼痛感。

重复次数 左右两侧各做10次

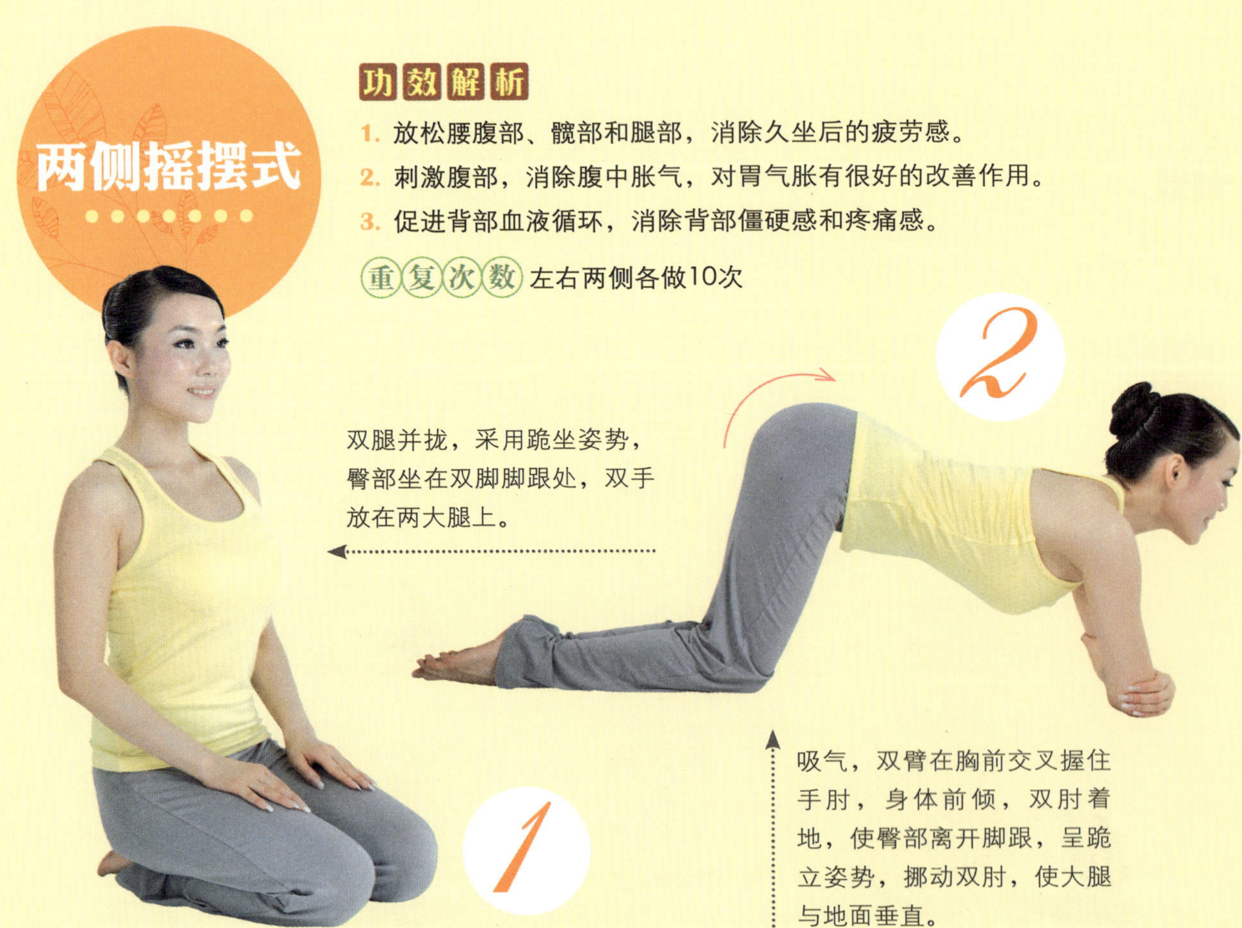

1 双腿并拢，采用跪坐姿势，臀部坐在双脚脚跟处，双手放在两大腿上。

2 吸气，双臂在胸前交叉握住手肘，身体前倾，双肘着地，使臀部离开脚跟，呈跪立姿势，挪动双肘，使大腿与地面垂直。

3

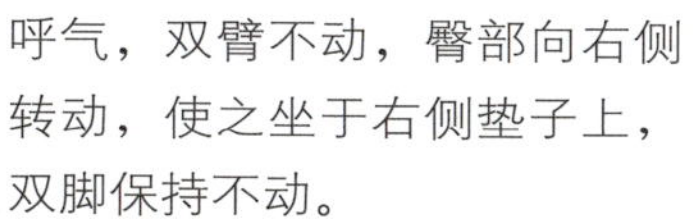

呼气，双臂不动，臀部向右侧转动，使之坐于右侧垫子上，双脚保持不动。

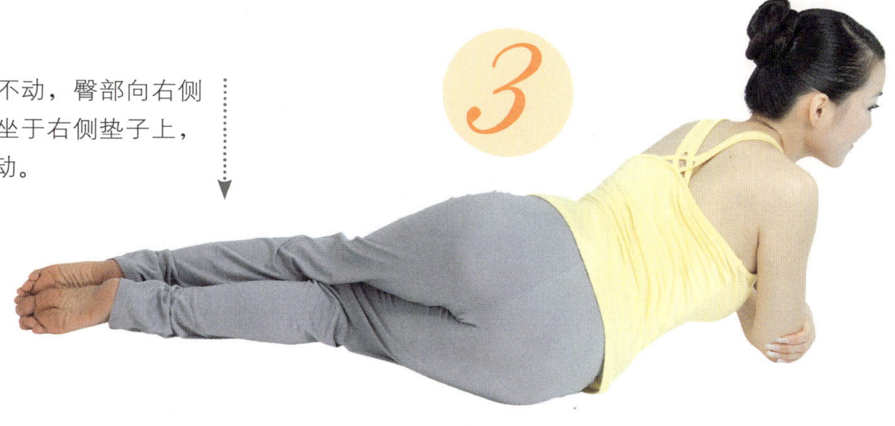

4

吸气，抬起臀部，恢复中位，呼气，臀部向左侧转动，落在左侧垫子上。

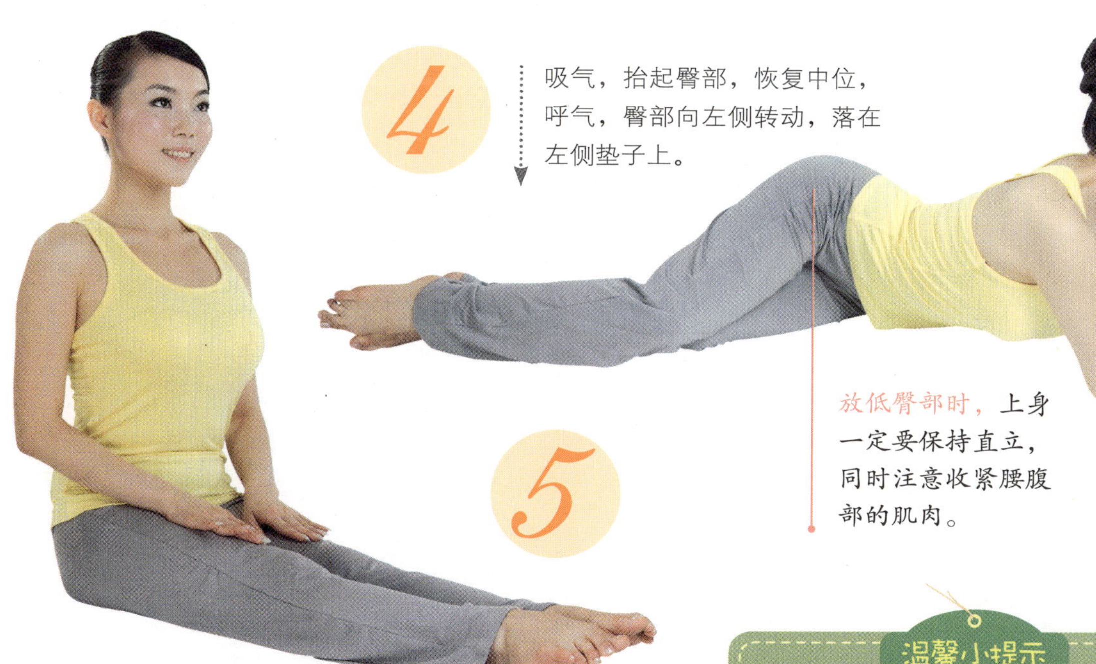

放低臀部时，上身一定要保持直立，同时注意收紧腰腹部的肌肉。

5

重复练习几次后，恢复坐姿，双腿并拢伸直，逐渐放松全身。

温馨小提示

双眼始终正视前方，双腿并拢不分开，对瘦腰有很好效果，还可以锻炼腹部肌肉，拉伸腿部韧带。

铲斗式

功效解析

1. 血液倒流回头部，增加脑部供氧量，使头脑清醒，消除全身的疲劳感。
2. 滋养脊柱神经，刺激腹内器官，使人保持活力。

重复次数 3次

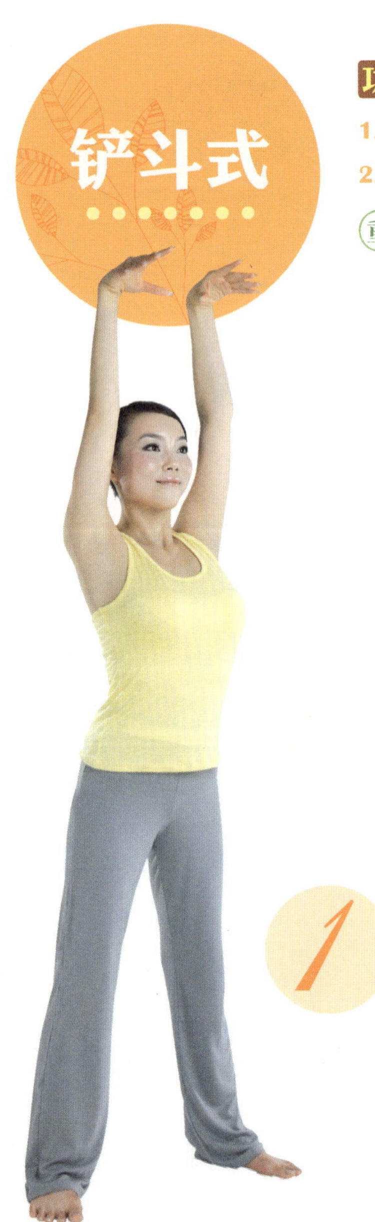

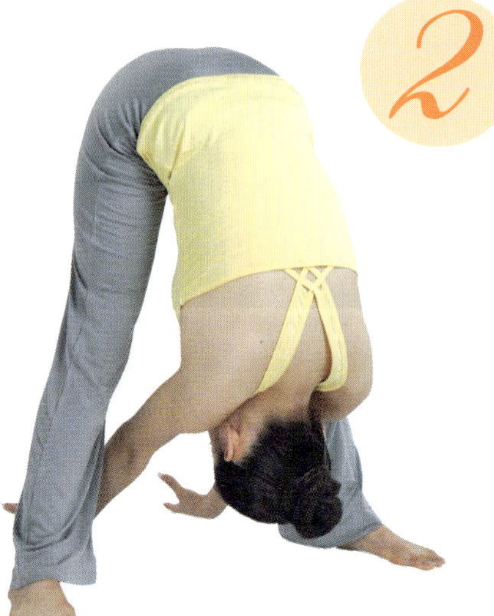

1 站立在垫子上，两脚分开稍微比肩宽。两臂向上伸直，放松手腕，两手手指自然向下垂。

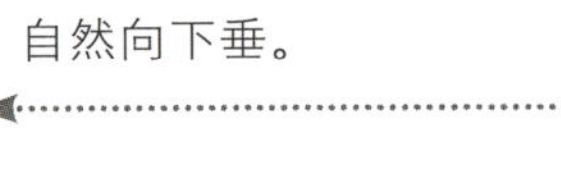

2 深深吸气，呼气时，以腰为轴，上半身快速向下落，腰部带动双臂在两腿之间好像铲斗机掘土一样前后摆动6次。

3 吸气，以腰为轴，下背部、中背部、上背部、颈椎和头部依次向上抬起，恢复到初始姿势。

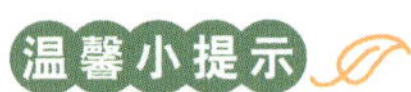

温馨小提示

患有高血压、低血压、眩晕症的人，以及头部受过伤害的人不宜练习这个姿势。此外，女性经期也不适合练习此式。

鳄鱼式

功效解析

1. 消除身体疲劳感，使人神清气爽、精力充沛。
2. 促进脊柱区域的血液循环，矫正脊椎关节错位，改善脊柱功能失调。
3. 清理呼吸系统的滞留物，防治哮喘病和其他肺部疾病。

重复次数 2次

俯卧在垫子上，双腿并拢伸直，脚背着地。弯曲手肘，双手撑住胸部两侧的垫子，十指张开，指尖朝前。

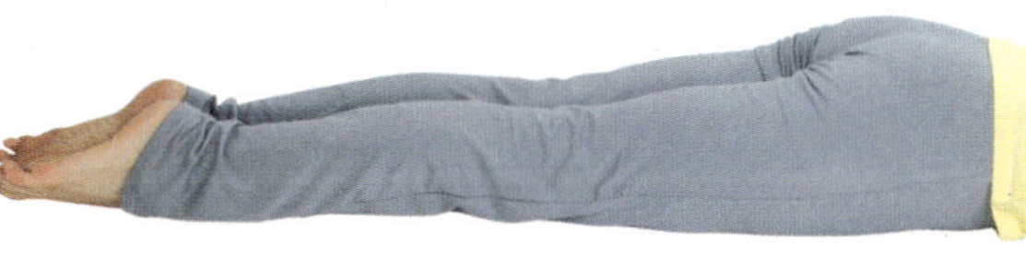

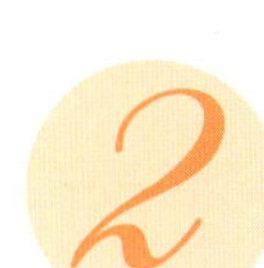

深深吸气，呼气时，双臂慢慢伸直，使胸部以上部位离开垫子，仰头望向上方。

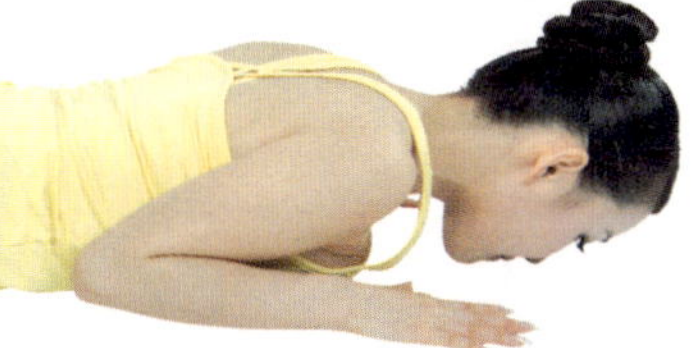

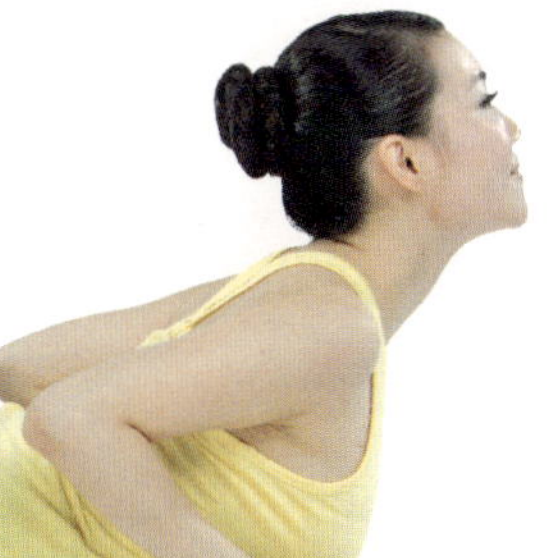

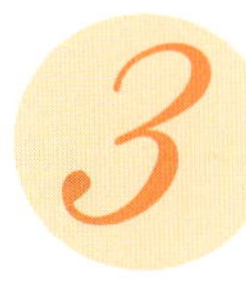

腿部保持不动，两手肘落在胸部前方的垫子上，两手腕相靠，双手手掌尽量向两侧分开，将下巴放在两手掌之间，闭上眼睛，慢慢放松全身。

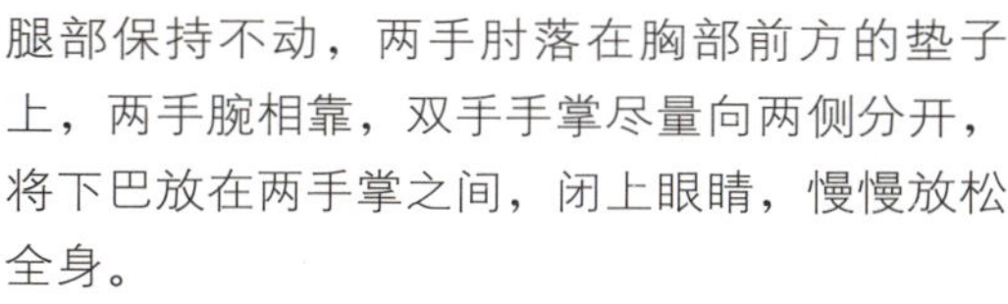

温馨小提示

1. 患有肩关节炎、手腕关节炎以及有严重背痛的人都不适合练习这个姿势。
2. 练习时，尽量将注意力集中在呼吸上。

Yoga

静心安神

瑜伽强调的是平和、舒缓，也是修炼心灵的最佳方式之一。经常练习瑜伽，配合健康的作息习惯，能使人逐渐进入静心安神的瑜伽状态，远离焦躁不安，体现优雅女人味。

烛光冥想法

功效解析

1. 放松身心的最好方式，有静心安神的作用。必须在幽暗的环境中进行。
2. 促进眼部血液循环，放松眼部肌肉，缓解眼部疲劳。

重复次数 6次

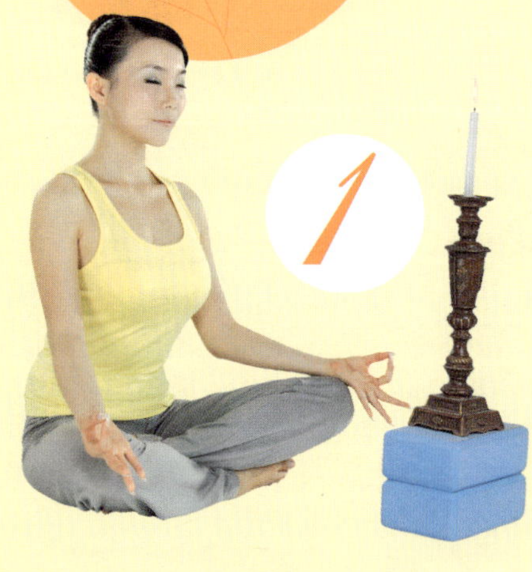

1 点燃一支蜡烛，放于眼前一尺左右的位置，高与眼齐。然后采用简易坐姿，闭上双眼，随着均匀的呼吸，不断向上伸展脊柱。

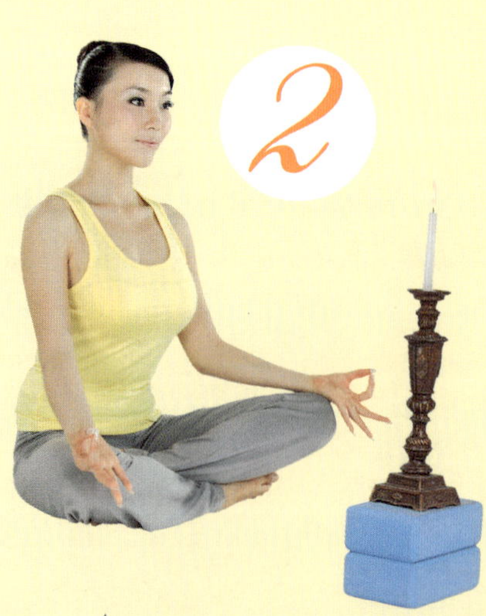

2 当感觉自己完全沉静下来时，稍微张开双眼，凝视烛光最明亮的部分，并将意识力专注于烛光上。

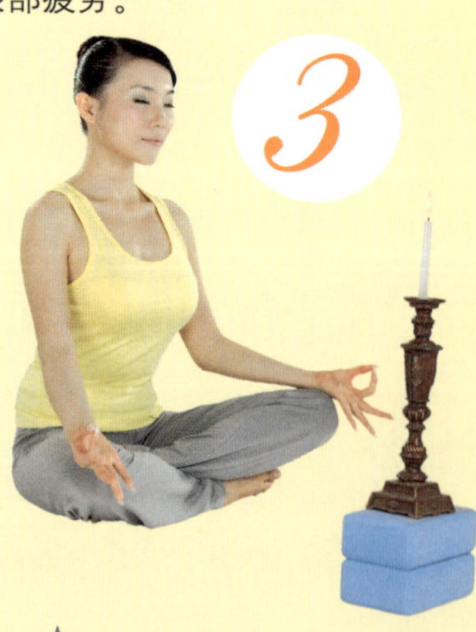

3 注意不要眨眼睛，当感到眼睛疲劳快要流泪时，应立刻闭上双眼，让它们放松。待双眼放松后，再次睁开眼睛凝视烛光。

母胎契合法

功效解析

1. 具有平心静气的作用，有助于消除焦虑、紧张等不良情绪。
2. 能够辅助治疗神经衰弱症，使人保持旺盛的精力。

重复次数 6～12次

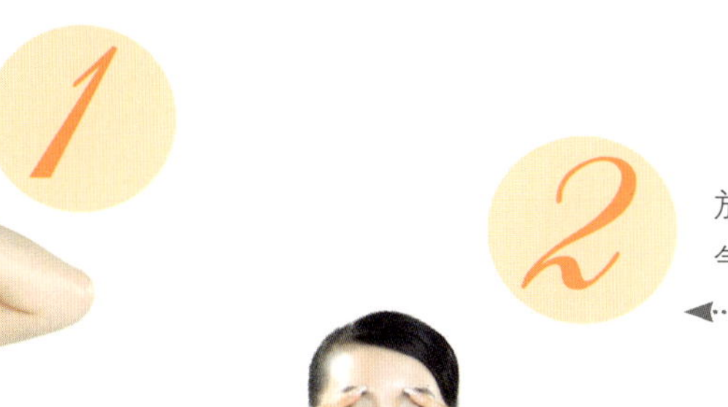

1 取半莲花坐姿，两手手指张开放在脸上，大拇指盖住两耳，食指盖住两眼，中指盖住鼻孔，双唇紧闭。先缓慢而深长地吸气，再屏住气息。

2 放开中指，把屏住的气息缓慢地呼出来。

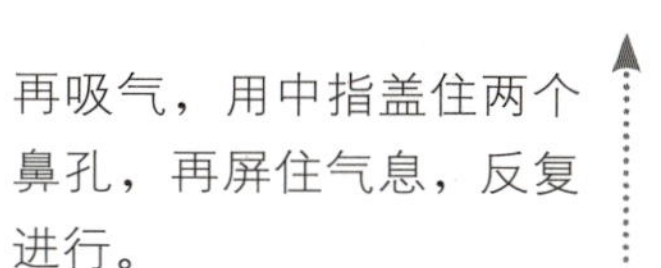

3 再吸气，用中指盖住两个鼻孔，再屏住气息，反复进行。

温馨小提示

1. 练习时最好闭上双眼，去冥想一些美好的事物，比如静静盛开的鲜花、海边美丽的浪花等，这样可以提高放松身心的功效。

2. 屏息的时间不要太长，以免产生昏厥或眩晕等不适感。

Yoga

增加活力与自信

练习瑜伽的过程，也是一个增加活力与自信的过程。循序渐进地完成瑜伽体式，可以加强练习者的自信心。此外，瑜伽中许多体式有助于促进身体血液循环，增强活力。

下犬式

功效解析

1. 舒展脊背，调节神经系统，起到增强自信心的作用。
2. 增大对头部的供血量，滋养脑部，使人头脑清醒，活力无限。

重复次数 6次

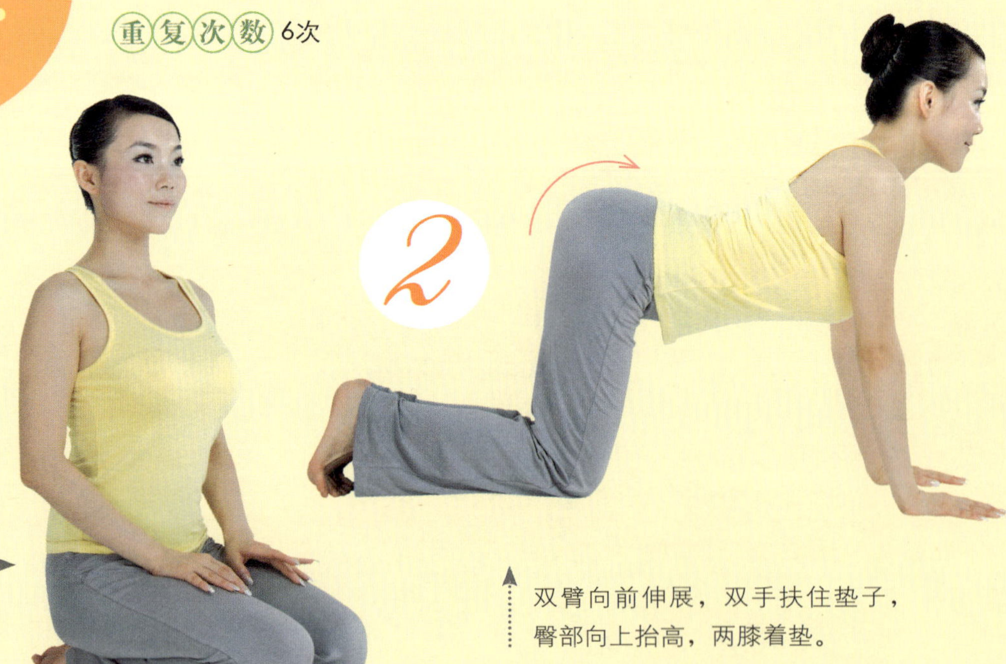

1 跪坐，臀部落于两脚跟上，眼睛直视前方，双手放在两大腿上。

2 双臂向前伸展，双手扶住垫子，臀部向上抬高，两膝着垫。

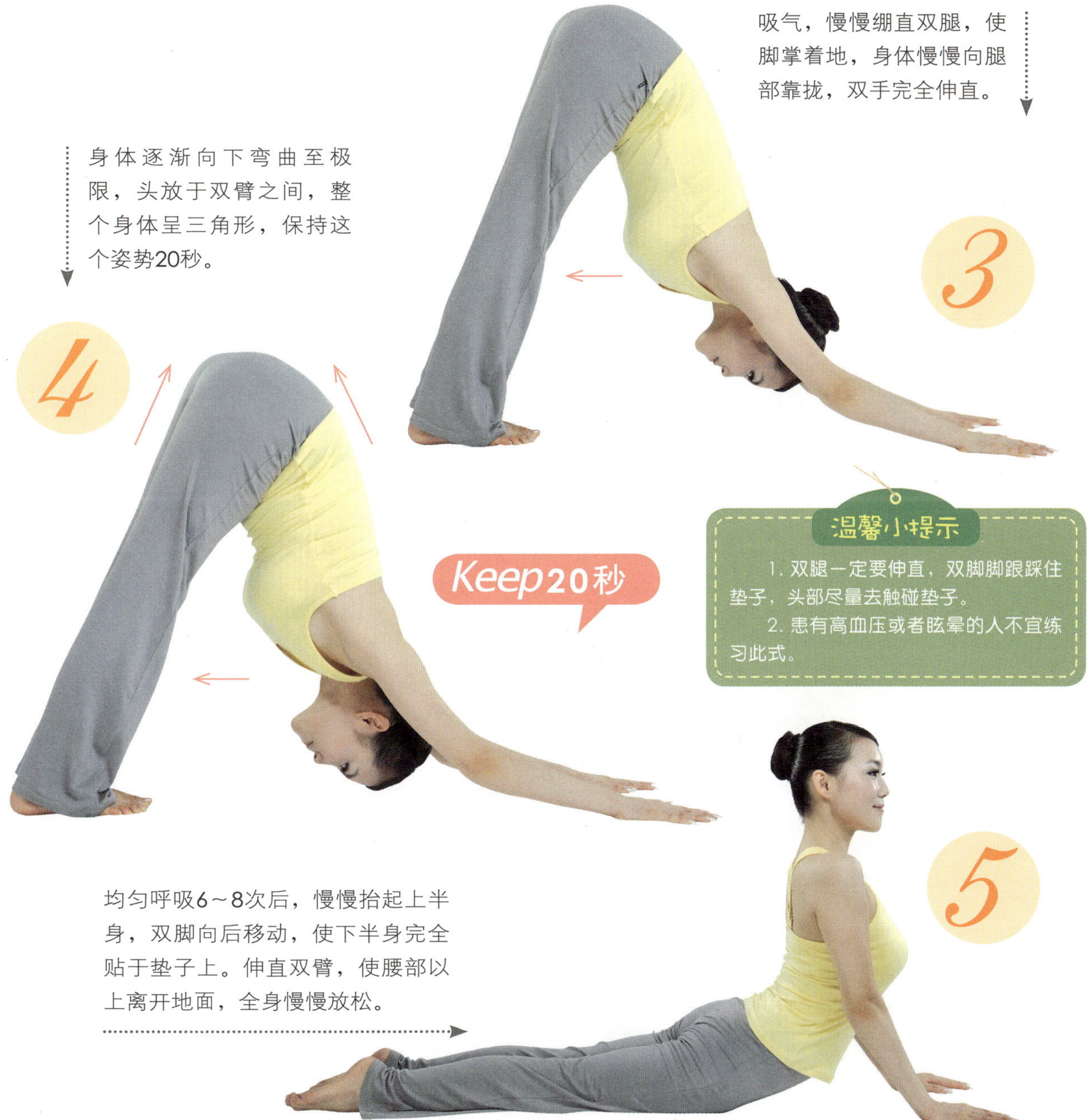

吸气，慢慢绷直双腿，使脚掌着地，身体慢慢向腿部靠拢，双手完全伸直。

身体逐渐向下弯曲至极限，头放于双臂之间，整个身体呈三角形，保持这个姿势20秒。

温馨小提示

1. 双腿一定要伸直，双脚脚跟踩住垫子，头部尽量去触碰垫子。

2. 患有高血压或者眩晕的人不宜练习此式。

均匀呼吸6～8次后，慢慢抬起上半身，双脚向后移动，使下半身完全贴于垫子上。伸直双臂，使腰部以上离开地面，全身慢慢放松。

头倒立式

功效解析

1. 促进头部血液循环，滋养脑部神经，增强自信心。
2. 充分锻炼了全身各个部位，消除多余脂肪，使体态更加优雅。
3. 拉伸腿部肌肉和韧带，美化腿部线条。

重复次数 2次

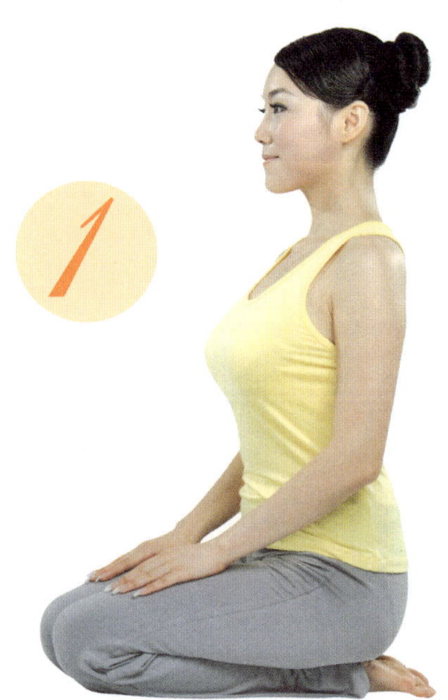

1 跪坐在垫子上，双膝并拢，臀部坐于双脚脚跟上，挺直腰背部，两臂自然下垂，两手放在大腿上。

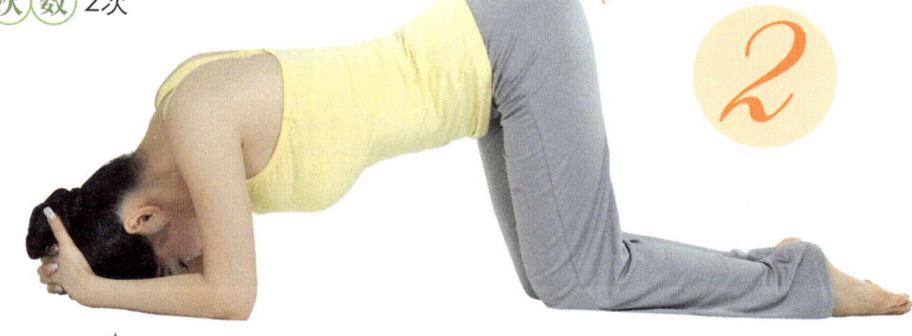

2 双臂在胸前互相抓住肘关节，将双肘贴在垫子上，然后肘关节不动，双臂打开，十指交叉，与肘关节呈三角形。上身向下弯曲，将头部放入三角形内。

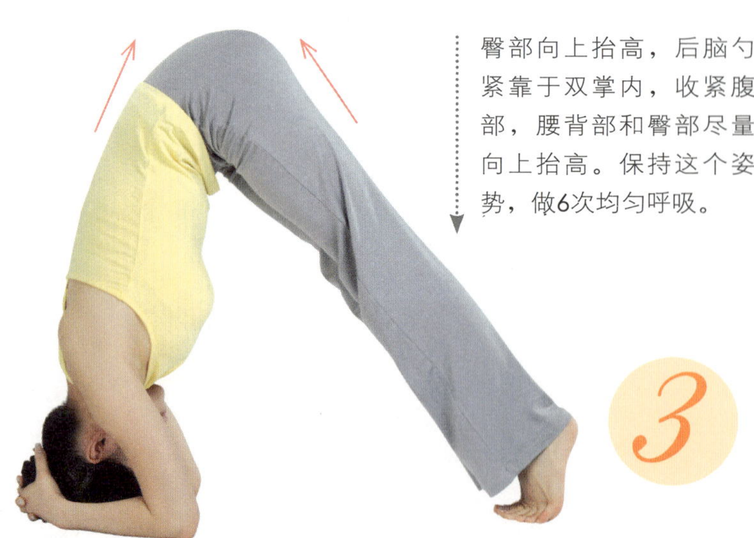

3 臀部向上抬高，后脑勺紧靠于双掌内，收紧腹部，腰背部和臀部尽量向上抬高。保持这个姿势，做6次均匀呼吸。

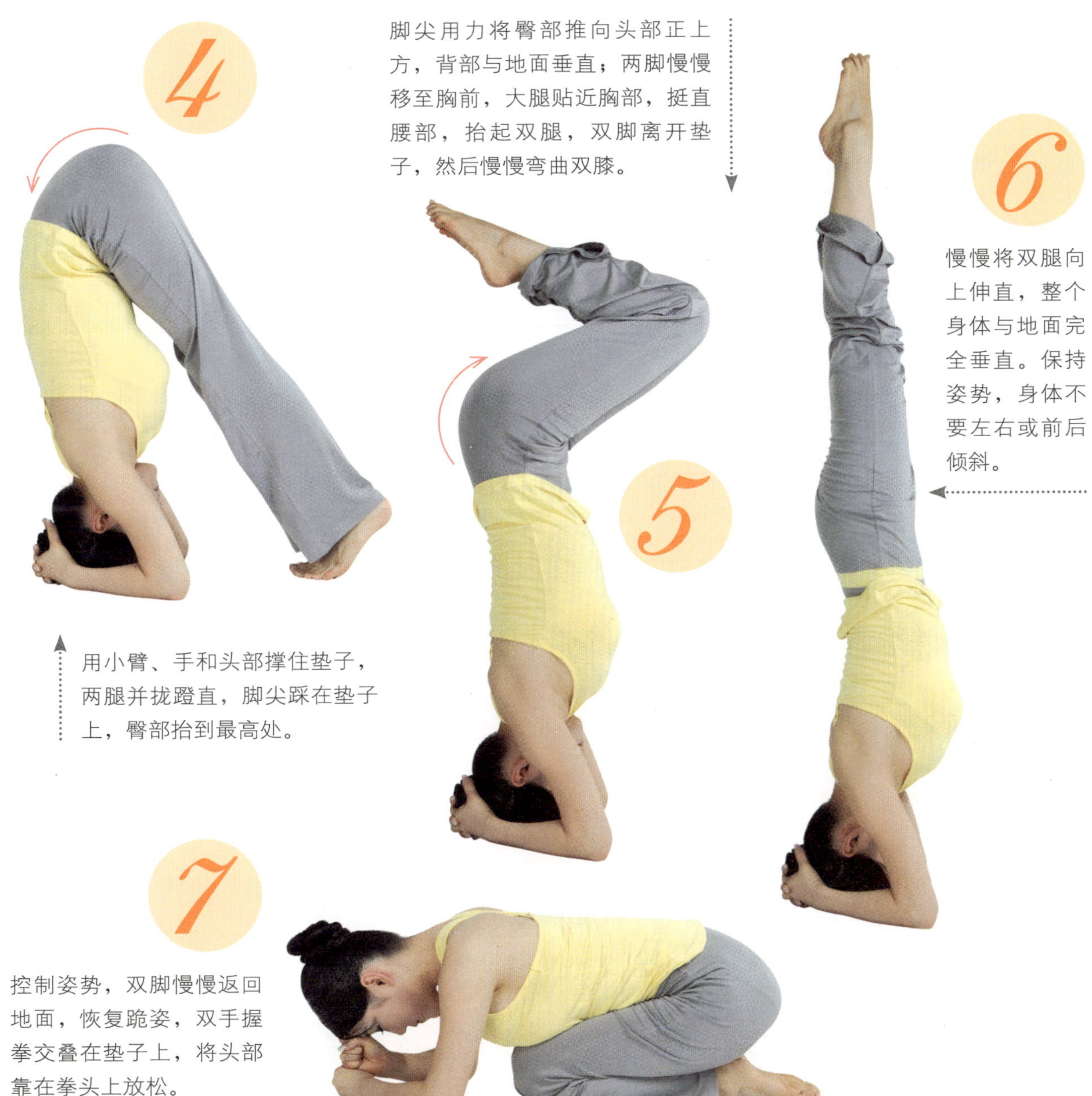

用小臂、手和头部撑住垫子，两腿并拢蹬直，脚尖踩在垫子上，臀部抬到最高处。

脚尖用力将臀部推向头部正上方，背部与地面垂直；两脚慢慢移至胸前，大腿贴近胸部，挺直腰部，抬起双腿，双脚离开垫子，然后慢慢弯曲双膝。

慢慢将双腿向上伸直，整个身体与地面完全垂直。保持姿势，身体不要左右或前后倾斜。

控制姿势，双脚慢慢返回地面，恢复跪姿，双手握拳交叠在垫子上，将头部靠在拳头上放松。

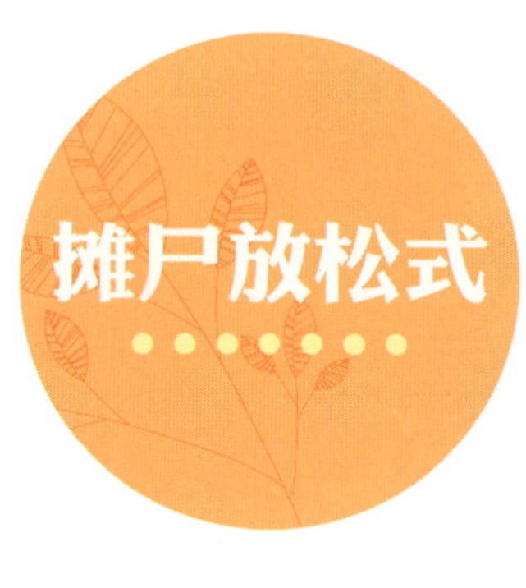

摊尸放松式

功效解析

1. 放松身体的每个部位，使人获得新的能量，增强自信心。
2. 经常四肢无力、容易疲劳或委靡不振的人坚持练习放松式，精力自然会有所增强。
3. 对失眠、焦虑、神经衰弱等症有所改善。

重复次数 1次，每次练习10～20分钟。

平躺，全身笔直，两臂放于身体两侧，双手掌心向上，双脚微微打开，轻轻闭上双眼，调整呼吸。

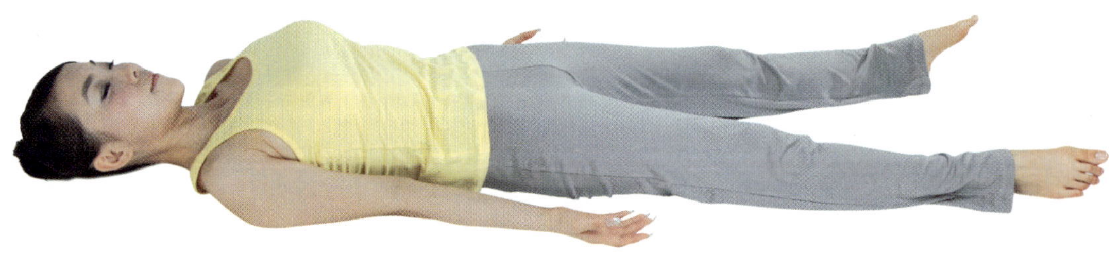

闭上双眼，2秒后睁开双眼，2秒后再闭上双眼，重复10次。

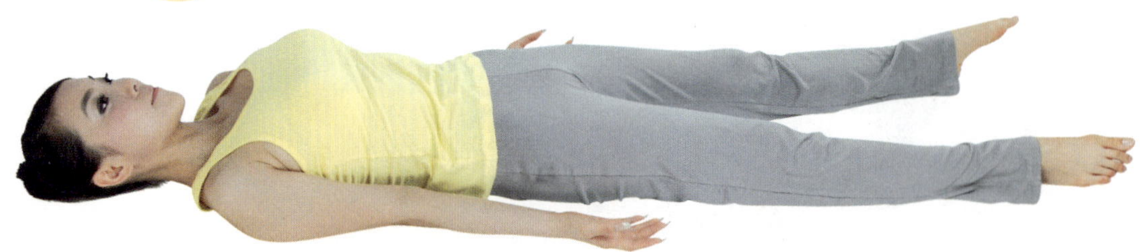

3

睁开双眼，依次上视、下视、直视，左视、右视、直视，再闭上双眼，同样重复10次。

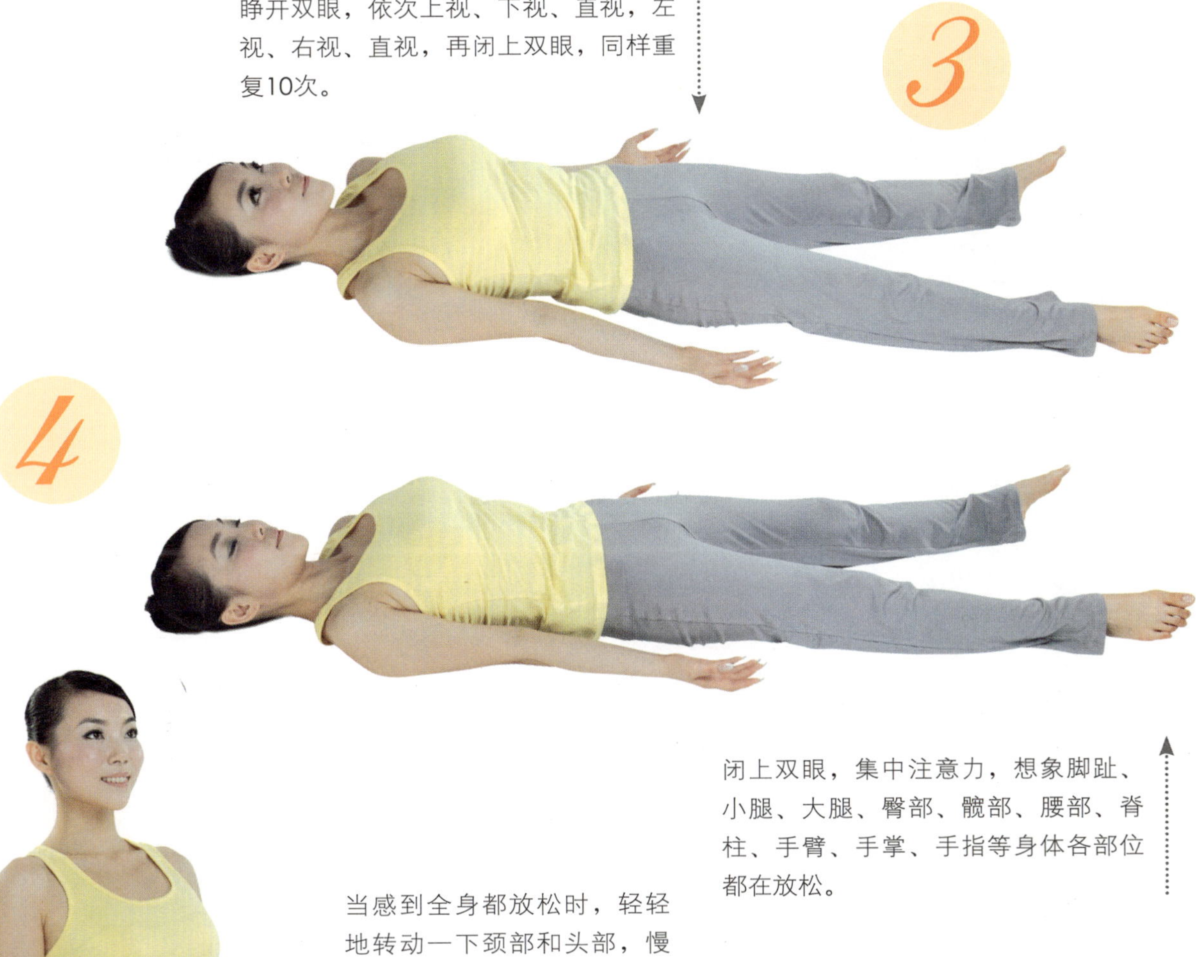

4

闭上双眼，集中注意力，想象脚趾、小腿、大腿、臀部、髋部、腰部、脊柱、手臂、手掌、手指等身体各部位都在放松。

5

当感到全身都放松时，轻轻地转动一下颈部和头部，慢慢睁开双眼，慢慢坐起来。

温馨小提示

这个练习可以放在所有的体位法结束之后进行，能够最大限度地放松身心。

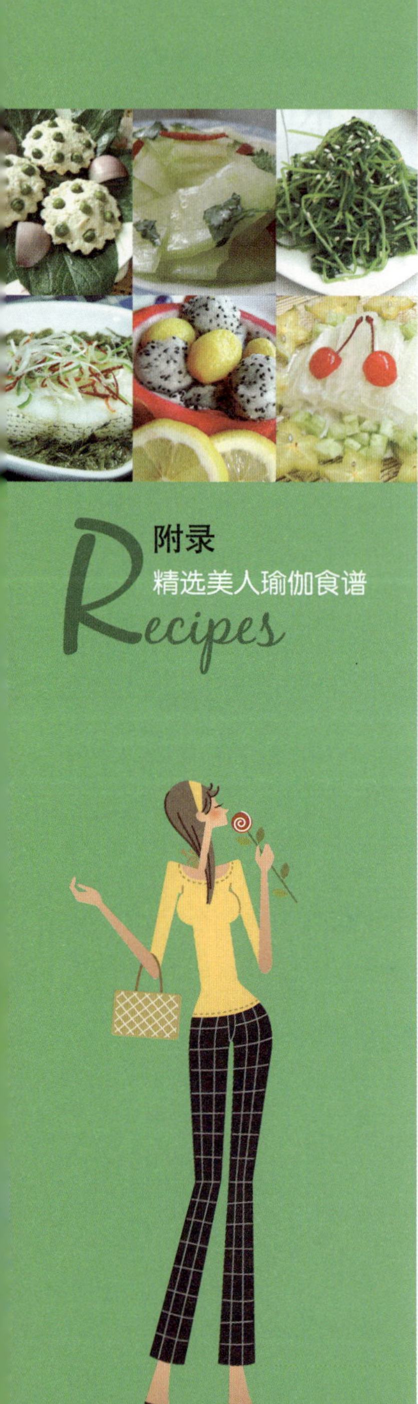

01 纤体塑身

爽甜木瓜片*

■瑜伽食材

青木瓜 150 克，红辣椒 30 克；白糖、盐、柠檬汁各适量。

■制作步骤

1. 青木瓜去子，洗净切片，晾干水分。
2. 将木瓜片撒上盐，稍揉搓均匀，静置2小时后，倒出渗出的水，再用凉开水稍稍冲洗。
3. 红辣椒切丝，加入腌好的木瓜，撒上适量白糖，放入少许柠檬汁，搅拌均匀即可。

六色蔬丝*

■瑜伽食材

黄瓜、金针菇各50克，银芽（绿豆芽去头尾）、胡萝卜各30克，木耳、豆干各20克；姜丝、盐、鸡精、香油各适量。

■制作步骤

1. 木耳泡发，洗净后用沸水焯熟；黄瓜、胡萝卜、豆干和木耳切丝备用。
2. 锅内热油爆姜丝，依次放入豆干、银芽、胡萝卜、金针菇、木耳，翻炒2分钟。
3. 然后放入黄瓜丝，片刻后加盐、鸡精和适量水，拌匀出锅淋香油即可。

纤体窍门

瑜伽提倡健康的素食主义。这道菜中包括了六种素菜，其中黄瓜、胡萝卜、木耳都是减肥瘦身的良品；绿豆芽还可以防止便秘；金针菇能预防心血管疾病等。这道六色蔬丝不仅有很好的塑身效果，而且外形诱人，让人食欲大增。

02 嫩肤美容

拌豆苗*

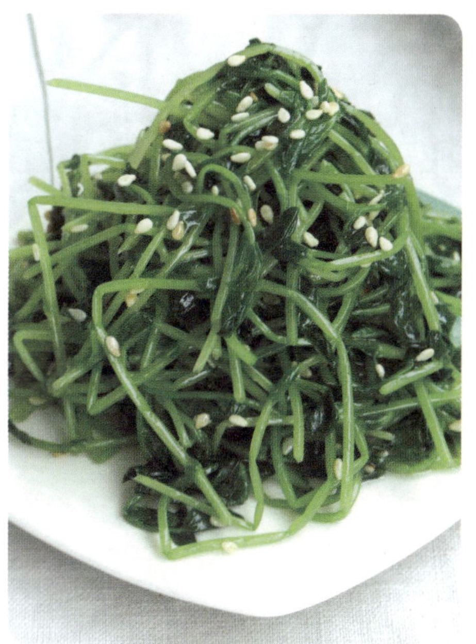

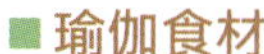

■瑜伽食材

豆苗 100 克；盐、白芝麻、香油各适量。

■制作步骤

1. 烧沸一锅水，将豆苗放入沸水里焯一下，焯熟后捞出沥水。
2. 将香油、白芝麻、盐加入到豆苗中，拌匀即可。

豆苗是一种天然的护肤品，将其磨碎后涂在皮肤上，可去掉肌肤上分泌过多的油脂，使肌肤光滑，还能防止夏季阳光暴晒后的晒斑。

水晶芦荟*

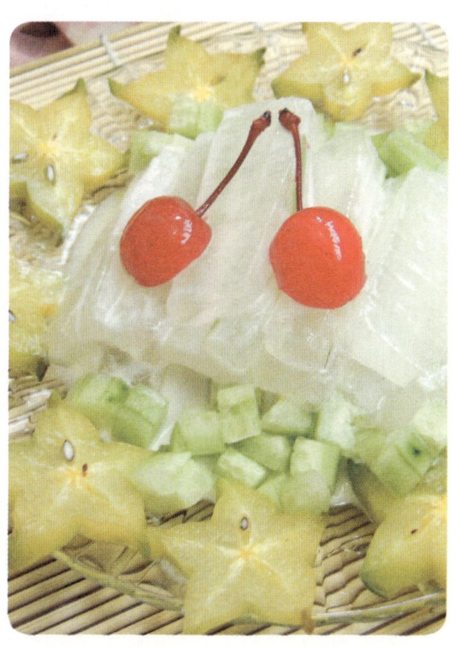

■瑜伽食材

芦荟125克，杨桃、黄瓜各50克；白糖、炼乳各适量。

■制作步骤

1. 芦荟洗净，削皮，切成手指粗细的条状，放入沸水中烫2分钟取出。
2. 用清水洗去芦荟外部黏液，放入适量白糖腌10分钟。
3. 杨桃洗净切片，摆盘；黄瓜切丁，撒在盘底。
4. 把腌好的芦荟放入盘中，浇上炼乳即可。

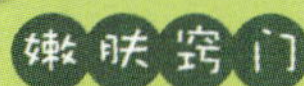

芦荟有美白、保湿、祛斑等多重功效。这道菜带着青涩的植物原味和浓浓的奶香，能加速皮肤新陈代谢，是嫩肤美容的佳品。

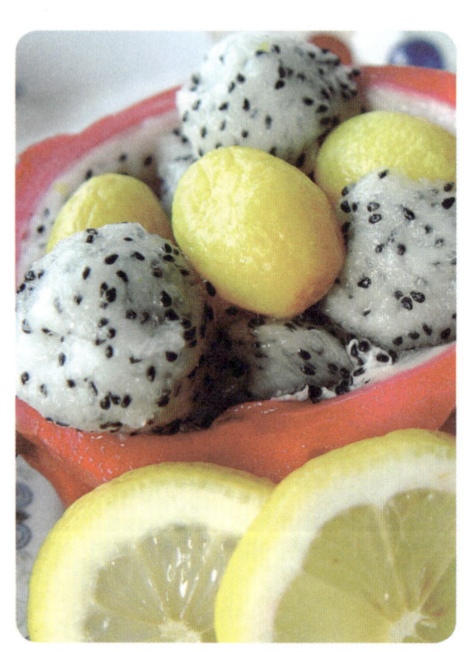

03 排毒养颜

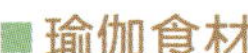

橄榄火龙果 *

瑜伽食材

火龙果 250 克，橄榄 50 克 ；盐、橄榄油、柠檬汁各适量。

制作步骤

1. 橄榄洗净沥干，用少许盐、橄榄油腌10分钟；火龙果挖出果肉备用。
2. 锅中放少许油，放入橄榄翻炒，再加入火龙果，快炒几下即可出锅，淋上柠檬汁即可。

温暖小TIPS　火龙果越重，代表汁多、果肉丰满，所以购买火龙果时应用手掂量每个火龙果的重量，选择越重的越好。

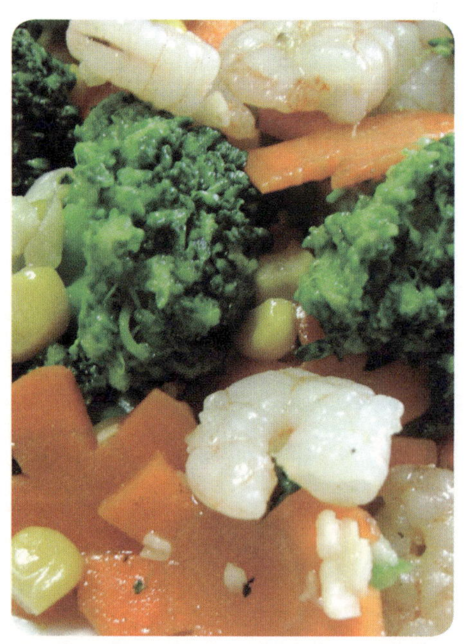

五彩西蓝花 *

瑜伽食材

西蓝花200克，胡萝卜、玉米粒、虾仁各20克；盐、鸡精、蒜末各适量。

制作步骤

1. 西蓝花去粗茎，掰成小朵；粗茎部分削去厚皮，切成小块；煮沸的水中加少许盐，放进西蓝花焯一下，过凉，捞出沥干。胡萝卜切片，用沸水焯。
2. 将蒜末放进平底锅中，小火爆香。
3. 放入虾仁，用中火翻炒，待虾仁变色后放入胡萝卜片、玉米粒和西蓝花，大火爆炒，加盐调味，炒熟后撒上鸡精，即可出锅。

温暖小TIPS　西蓝花虽然营养丰富，但常有残留的农药，可将西蓝花放在盐水里浸泡几分钟，有助于去除残留农药。

04 保健防病

栗香小油菜*

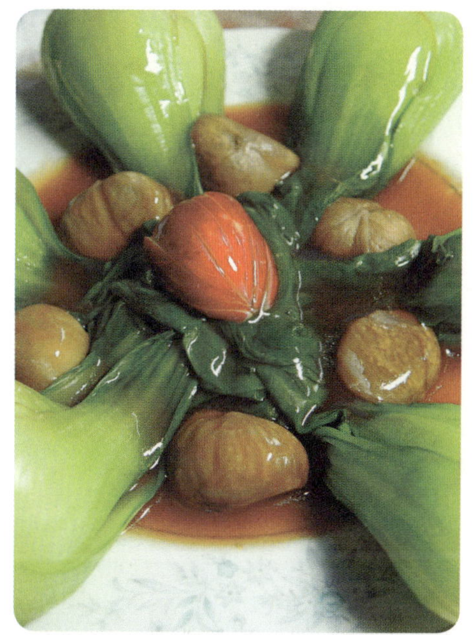

瑜伽食材

小油菜200克，板栗20克；蒜末、盐、蚝油、橄榄油、水淀粉各适量。

制作步骤

1. 将小油菜洗净后用热水焯一下，沥干水分；板栗煮熟备用。
2. 锅内倒入橄榄油加热，爆香蒜末，然后倒入板栗一起炒。
3. 加入盐、蚝油，翻炒后倒入小油菜，略炒一下，用水淀粉勾芡即可。

花炒山药*

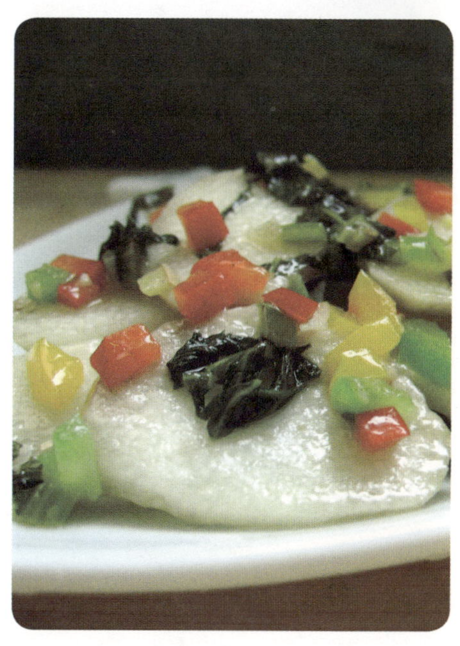

瑜伽食材

山药 200 克，雪菜 50 克，菜椒 30 克；姜末、盐各适量。

制作步骤

1. 将山药去皮，洗净后切片备用；雪菜洗净后挤干水分切片；菜椒切成丁备用。
2. 锅中油烧至七成热时，放入姜末爆香，加入雪菜片略炒片刻，最后放入山药片和菜椒丁，一起翻炒均匀，加入盐调味，略炒片刻即可出锅。

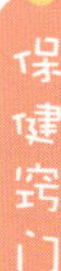

保健窍门

山药营养丰富，同时也有很高的药用价值。中医认为，山药具有补脾养胃、补肺益肾的功效。经常食用，还能预防高血压、高脂血症。

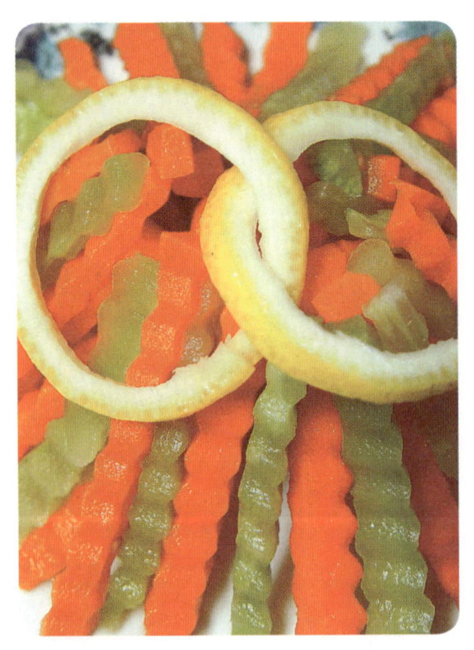

凉拌双色条*

■ 瑜伽食材

莴笋80克，胡萝卜50克；柠檬汁、芝麻、白糖、盐、橄榄油各适量。

■ 制作步骤

1. 将胡萝卜和莴笋洗净，切成条状，用热水焯一下，然后沥干水分。
2. 将芝麻、白糖、盐、橄榄油倒入胡萝卜条和莴笋条中，搅拌均匀。
3. 在拌好的盘中加入柠檬汁，调匀即可。

莴笋与胡萝卜都是保健食材，但是在日常食用时，莴笋不宜与蜂蜜同食，胡萝卜不宜与酒同食。

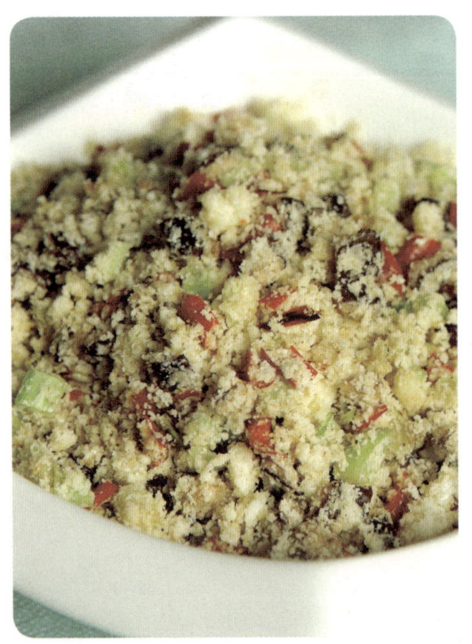

酥香豆渣*

■ 瑜伽食材

豆渣100克，香菇50克，红辣椒20克，西蓝花茎40克；葱花、盐各适量。

■ 制作步骤

1. 将香菇泡发洗净，去蒂切丁；将西蓝花茎、红辣椒分别洗净后切成米粒大小。
2. 锅内倒入油烧热后，放入葱花、红辣椒粒煸炒；然后倒入西蓝花茎粒和香菇一起翻炒，炒至八分熟时加入豆渣；最后放少许盐调味即可。

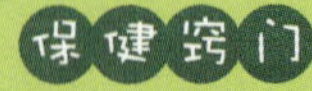

豆渣含有丰富的粗纤维以及不饱和脂肪酸，能有效降低血脂，预防便秘。此外，香菇也是高蛋白的保健食品，有益于身体健康。

05 调理身心

绿茶鳕鱼*

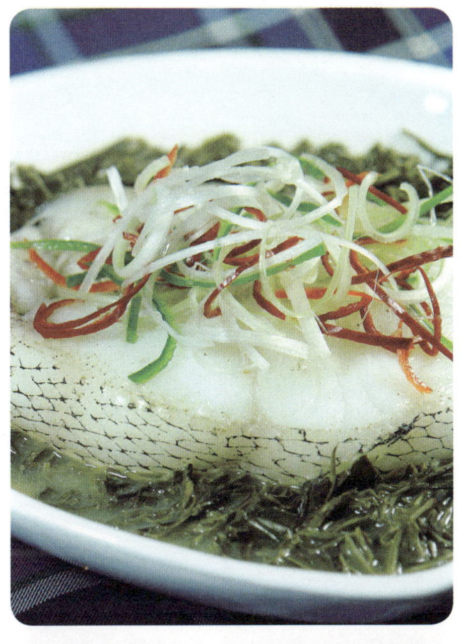

■ 瑜伽食材

鳕鱼 200 克，绿茶 10 克；盐、辣椒丝、葱丝、料酒各适量。

■ 制作步骤

1. 少许绿茶用沸水冲泡2分钟后，滤掉茶汤。
2. 用沸水再次冲泡，茶汤留用。
3. 用料酒、盐、茶汤将鳕鱼腌渍30分钟。
4. 其余的绿茶泡开后，沥干茶汤，将茶叶铺在盘中。
5. 将腌渍好的鳕鱼放在茶叶盘中，放入蒸锅，大火蒸10分钟，撒上辣椒丝及葱丝即可。

虾仁莲蓬豆腐*

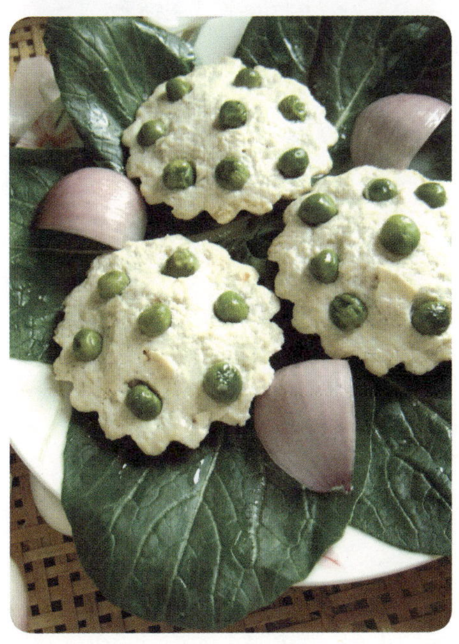

■ 瑜伽食材

豆腐250克，虾仁50克，猪肉馅30克，青豌豆10克；盐、淀粉、橄榄油、料酒、蛋清、葱花各适量。

■ 制作步骤

1. 豆腐洗净，捣碎；虾仁切碎，放入葱花、猪肉馅、盐、蛋清、料酒调拌均匀。
2. 蛋塔模刷上橄榄油，先放入一层豆腐泥，中间填上馅料，再放上豆腐泥，把馅包住。
3. 表面放上豌豆点缀成莲蓬的样子，刷上食用油，大火蒸10分钟左右，待凉后脱模，装盘。用盐、淀粉、清水调成芡汁，浇在上面即可。

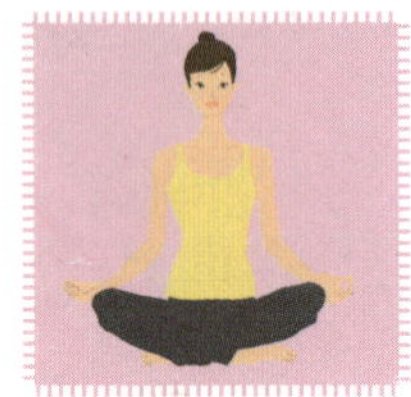

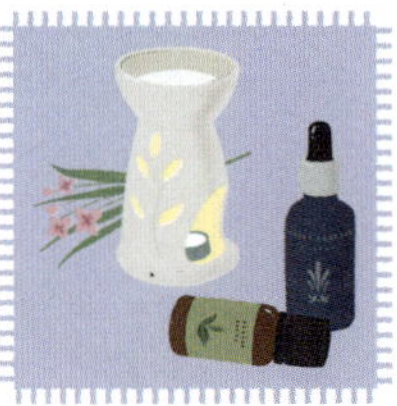

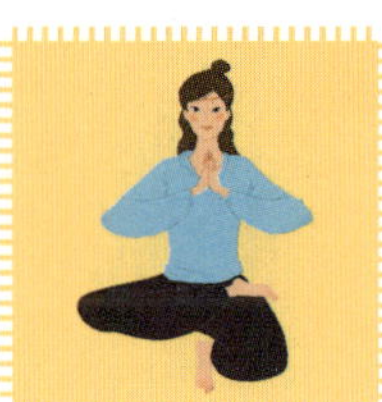

·瑜伽生活馆·

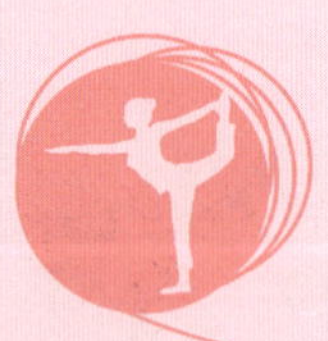

4周修炼瑜伽美人

SIZHOU XIULIAN YUJIA MEIREN

版式设计：鲍丽丽
美术编辑：王道琴
文图制作：她品文化
插图绘制：赵　珍　许嫣娜
摄　　像：她品一朱科